医療裁判
THE リアル

著

中村・平井・田邉法律事務所
田邉　昇

洋學社

前書き

　私の4冊目の単著での単行本である.

　今までの本が売れたのかどうかは知らないが, 前著は発売すぐに amazon で類書中 No.1 の売れ行きであったらしく, 洋學社の吉田様から, 続編を出すように言われた.

　今度は, 特に外科系の医師に限らず, 一般的な医師が読めるような総論的記載が中心である.

　しかしながら, 今回も, 以前「外科治療」誌（永井書店）に連載していた記事のリライトがほとんどである. 裁判例を詳しく記載してあるので, じっくり読んでいただくと裁判例の論理運びなどがよくわかって面白いかも知れない.

　最近は, 弁護士数も過剰で, わけのわからない提訴も後を絶たない. 私自身も, いい年になってきたので医療のお世話になることも多く（2016 年は生まれて初めて全身麻酔で手術を受ける羽目になった. とは言っても, 4日連続でのスキーでの疲れからの転倒である）, 患者の抱く不満もわからないではないが, 世の中, 何でも思いどおりに行かないことをわきまえない人達が増えているし, それを利用している弁護士も増加している.

　2015 年に参加した厚労省の医療事故調査制度の施行に係わる検討部会のせいで, 医療事故調の話をすることも多いため, 事故調ウオッチャーをしているが, この制度も, うまくいくのか心許ない. 内容は, 漸く科学的な医療安全というパラダイムへの転換が行われており, 良いのだが, 厚労省は予算獲得のために報告件数を水増し（報告要件を, 特定機能病院の事故報告事業で計算しているが, 全く要件が異なる）

i

し，最近では，組織存続のためか報告要件を広げようと，医療事故調査・支援センターがいろいろ策動しているようである．

　医療界というところは，本当に自分を護るのが下手で，滅私奉公精神が芯から染みついている．医師法21条の解釈も，10年以上かかって佐藤一樹先生らと宣伝し，漸く最高裁判例が医師の間で普及してきたが，いまだに反対勢力もいる．なぜ，有利適切な解釈を採用せず，自虐的な解釈をとろうとするのか，不思議である．

　これに反して，患者側には優秀な弁護士が多いのか，宣伝が上手である．

　そういえばモンスター的な遺族のことを「遺賊」と呼んだことを，6ヵ月もたって蒸し返し，新聞社を利用してか，攻撃を加えてくる事件があった．誰がどのように仕掛けたのか知るよしもない（ことにしておく）が，この顛末も新たに書いたので，興味のある方はお読みいただけると真相がよくわかるだろう．ただ，単行本にするにあたっては，ほとんど匿名化してぼかしてある．真の真相？を知りたい方は飲みに誘って下さい．訴訟，講演，マラソンで全国に飛び回っているのでどこでもOK.

目　　次

前書き

契約としての医療 ……………………………………………… 1

自白・医療事故調査報告書の意味 ………………………… 31

同意書の意味 …………………………………………………… 47

患者の契約違反（言うことを聞かない患者） …………… 69

専門外の診療 …………………………………………………… 81

免　　責 ………………………………………………………… 103

使用者責任・監督責任 ……………………………………… 111

裁判に於ける添付文書 ……………………………………… 123

秘密漏泄罪 ……………………………………………………… 153

参考　医療契約書 …………………………………………… 161

おまけ

ある言葉狩り事件 …………………………………………… 167

契約としての医療

診療契約とは？

　以前は，医療行為は慈善事業のように理解されていたが，現在では，医師の間でも一定の契約に基づいて行うものだという理解が多いだろう．しかし，これは，あたり前のことではない．例えば英米法では，通常の診療行為はcontract（契約）の範疇には入らない．だから，医療過誤訴訟（medical malpractice suits）は契約違反（breach of contract）ではなく，不法行為（torts）の類型として扱われる．contractについては，約因（consideration）と言われる対価的要素が必要で，一定の約束に法的な効果を与えるには，見返りが必要だという考えがある．

　医療行為は，何か対価があるから行うというものではなく，「医者として当然のことをしたまでです」といった世界であり，高額の治療費がないと手術しないブラックジャックは例外なので，英米法では，医師と患者は契約関係になく，医療過誤は契約違反とは構成されない．欧州でも，昔EU議会で終末期医療のシンポジストを務めた際に，医師と患者の間の診療契約がどうこうといった話をしたら，会場のベルギーの記者から，「医師患者関係で契約違反とかいった話は違和感があるけど？」といった質問を受けたことがある．なお，スペイン法などでも，診療契約は役務提供契約と構成されているようである．大陸法と英米法の違いの表れであろうか．

　さらに，診療契約といっても，日本の法律は，まだ，赤ひげ先生のイメージを持っているのか，医療行為は準委任契約とされ，準委任契

1

約は委任契約を準用しており無償が原則である．また，外科の先生から医療契約は準委任か請負契約かという問題について質問されることがあるが，外科系の先生方にとっては，請負契約とされると，手術が不首尾に終わった場合，結果責任をとらされるのではないかとの心配があると思われるので，診療契約の法的構成について説明してみよう．

　もっとも，医療機関開設者と患者側との契約を準委任と解しても，請負と解しても，現在の訴訟のスタイルの主流である「死んだから損害賠償を払え」という遺族や弁護士を相手にしていると，訴えられる場面まではあまり大きな差は出てこないように思える．

　現在の医療訴訟は，不法行為（民法709条，開設者に対しては715条）と債務不履行（民法415条）のいずれかで提起される．そして，債務不履行はいわば契約違反だから，どんな契約かによって義務の内容は当然に変わってくる．準委任契約というのは，

民法第656条
この節の規定は，法律行為でない事務の委託について準用する．

民法第644条
受任者は，委任の本旨に従い，善良な管理者の注意をもって，委任事務を処理する義務を負う．

ということであり，善良なる管理者の注意義務，すなわち手術遂行のために，プロとして必要な注意義務を果たすことが注意義務の内容になっている．

　仮に手術中に予期しない大量出血があり，出血死しても，手術手技に問題がなく，やるべき処置を執ったうえであれば，何らの責任が生

ずるものではない.

　また，手術中に極めていい加減な処置をしていたとしても，結果が上出来であればそもそも法的に損害といえるようなものがないから，賠償責任は生じない.

　一方，請負契約というのは，通常は家を建てるような契約で，完成などを契約の目的とする契約類型である.

民法第632条
請負は，当事者の一方がある仕事を完成することを約し，相手方がその仕事の結果に対してその報酬を支払うことを約することによって，その効力を生ずる.

　これは有償契約であるから，お金について取り決めておかなくても「相当な」（高額のと言う意味ではなく，「相場の」といった意味である）報酬を請求することができる. 一方，準委任契約は委任契約の規定が準用されるので，原則は無報酬である.

民法第648条
1項　受任者は，特約がなければ，委任者に対して報酬を請求することができない.
2項　受任者は，報酬を受けるべき場合には，委任事務を履行した後でなければ，これを請求することができない. ただし，期間によって報酬を定めたときは，第624条第2項の規定を準用する.
3項　委任が受任者の責めに帰することができない事由によって履行の中途で終了したときは，受任者は，既にした履行の割合に応じて報酬を請求することができる.

報酬の点については，現在の医療行為のほとんどは健康保険法の下に行われているから有償が前提だし，美容整形のような場合でも，報酬については事前に相談しているからこの点の差異はないし，請求できる時期もあまり問題にはならないだろう．弁護士の場合はまずは相談を受けて，お金の話をなかなかしないのが通例であったから，委任しながら金を払わない者もいたが，最高裁昭和37年2月1日判決（民集16巻2号157頁）は「弁護士の訴訟委任事務処理に対する報酬の額につき依頼者との間に別段の定めがなかった場合には，事件の難易，訴額及び労力の程度ばかりでなく，依頼者との平生からの関係，所属弁護士会の報酬規程等その他諸般の状況をも審査し，当事者の意思を推定し，以って相当報酬額を算定すべきである」としている．委任契約の典型のように弁護士への委任は教科書に書かれているが，弁護士がただ働きをする人だとは誰も思わないので，最高裁もこのように判示したのであろう．

問題は，手術などを行った場合に結果が悪かったときにどうするかである．準委任契約は善良なる管理者の注意義務さえ尽くしていれば結果は不問であるから，損害賠償義務を負わない．しかしながらいわゆる医療ミスがあれば損害賠償義務を負うことになる．

民法第415条
債務者がその債務の本旨に従った履行をしないときは，債権者は，これによって生じた損害の賠償を請求することができる．債務者の責めに帰すべき事由によって履行をすることができなくなったときも，同様とする．

それでは請負契約と構成した場合に，きちんとした手術をしたが結果が悪く死亡してしまったといった場合に損害賠償責任を負うのだろ

うか.

　確かに請負契約は仕事の「完成」が請負人の義務であるから，結果が悪かった以上責任をとれと言われそうである．しかし，手術が請負契約であるとするならば，死亡してしまえば，もう手術を「完成」させることはできないから契約の義務を履行することはできない．このような状況を履行不能という．履行不能の場合は，先の415条を見ればわかるように，帰責事由がなければ損害賠償義務を負わないのであるから，請負でも準委任でも変わりはないのである．このことは，大工さんに家を建てることを請負ってもらっていたら，大地震で地盤が陥没して家が建てられなかったことと同じである．

　もっとも，報酬については準委任で報酬についての定めがあれば仕事をした範囲で報酬がもらえるが（上記648条3項），請負契約の場合は仕事が完成しないともらえない.

民法633条
報酬は，仕事の目的物の引渡しと同時に，支払わなければならない．ただし，物の引渡しを要しないときは，第624条第1項の規定を準用する.

民法624条1項
労働者は，その約した労働を終わった後でなければ，報酬を請求することができない.

　したがって，請負であると構成しようと準委任で構成しようと「死んだこと」による損害賠償を請求する現在の訴訟類型では法律上あまり差異はないのである．むしろ，結果が悪ければミスであるという認定をする裁判官がいることに注意すべきである．神戸地裁平成16

年10月14日判決（判例時報1888号掲載）などはその最たるもので，週刊誌などにも航空会社のパイロットの高給ぶりを非難する材料に使われたりしたからご存じの方もいるであろう．

腹部手術歴のない航空会社のパイロットが，定期検診の一環として大腸ファイバー検査を受けた．裁判所の認定では強い疼痛があったが検査続行し，終了後帰宅してから腹痛が増強し，救急搬送され穿孔が明らかになった．いわゆる遅発性穿孔の事案である．手術所見ではS字結腸から下行結腸移行部に5mmの穿孔あり，穿孔部閉鎖術を行ったが32日間入院して軽快退院している．その後の癒着等はなく，元気に勤務できている．

このようなケースでは，大腸ファイバーの手技や癒着があったかどうか，疼痛時の対応など詳細な事実経過を認定し，どこかで裁判所が過失を無理矢理認定することが多い．大腸ファイバー時の遅発性穿孔などは，どれだけ注意深く慎重に行ったとしても，一定頻度で発生するものであることは消化器外科の読者であればわかるであろう．本件でも0.05％程度の合併症が生ずることを被告は主張している．

ところが裁判所はなんと，「……ところで，《証拠略》によると，大腸内視鏡検査において0.051％の割合で大腸穿孔が生じることがあり，これを偶発症と称していることが認められる．確かに，大腸内視鏡検査において，大腸穿孔が発生する頻度は，確率的に極めて低く，大腸内視鏡検査に伴う不可避的な事故と考えられなくもないが，不幸にして大腸穿孔が発生した場合には，当該患者に対する関係では，担当医師の手技に過失があったと評価せざるを得ない．このような観点からすると，本件においても，大腸内視鏡検査の過程で原告に大腸穿孔が生じた以上，それが極めて希有の事例であるとしても，医師に過失があったといわざるを得ない」という認定をしている．これでは裁

判はいらない.

　これだけでも驚くべき裁判だが続きがある. 本件の事例は1ヵ月入院しただけなのにも関わらず2億円を請求するという事案だったが, 休業中の飛行手当の減少や有給休暇を使って休んだ分まで計算に入れて594万円の休業損害を裁判所はまず認定した.

　これに加えて, このパイロットは, 入院後国際線から国内線勤務になったが, このために収入が少し減少した.

　この点について裁判所は「……定期運送用操縦士については, 第一種の身体検査基準を満たさなければならないこと（航空法施行規則61条の2）, 消化器系の身体検査基準については『航空業務に支障をきたすおそれのある消化器（肛門部を除く）の疾患または手術による後遺症がないことが要求されていること（同施行規則別表四）が認められることからは, 航空機に乗り込んで航空業務を行う者には, 厳格な身体検査基準に合致した航空身体検査証明が要求されていること』に照らすと, 原告は, 大腸穿孔による障害が消化器系の身体検査基準に抵触することを理由に勤務配慮を受けたものと認められる. そして, 医師の診断内容からすると, 原告は, 今後とも相当長期にわたって国際線乗務等が禁止される蓋然的が高いものと認められる. そうすると, 原告は, 医学的に前記障害等級に該当することが認められないとしても, 上記勤務配慮によって国際線乗務等が禁止され, その結果, 将来にわたって収入の減少をきたす蓋然性が高いものと考えられるから, 本件自己により労働能力を喪失したと同様に評価されるべきである」として, 本件事故前の平均月収額は251万1,536円であり, 本件事故後の平均月収額は204万2,584円であるから, 月収として46万8,952円, 年収として562万7,424円の減少があったものと認定し, 定年までの8年間の逸失利益の総額は, 中間利息を控除して計算すると, 3,637万1,167円となるとしている.

7

契約としての医療

　腰の抜けそうな裁判例を知って，消化器内視鏡など全部内科に任せ
ようと決意した方も多いと思われるが，裁判所の事実認定のものすご
さを何とかしないと，法律論をいくら言ったところで意味がないので
ある．

論理構成も破綻？

　そして，裁判所のさらに怖いところは，事実認定だけでなく，論理
構成もしばしば破綻しているという点である．
　外科手術の前には肝機能評価としての ICG 検査を行うこともある．
血管造影は手術範囲の確定などに不可欠の評価方法として用いられて
いることはもちろんであるが，ICG も有用な検査であり，私も先天性
肝疾患小児の事案で child 分類に従って肝機能評価を行っていたこと
が過失であり，ICG で評価するべきだとの主張を原告にされたことが
ある（これはもちろん勝訴している）．また，東京地裁平成 16 年 5 月
31 日判決（裁判所 Web）のように，肝腫瘍のために肝部分切除を行っ
た際に，ICG を一度しか実施しなかったことが過失だといった主張を
されているケースもある（これも請求棄却である）．また，ICG の結
果が争点になり肝切除の手術適用性について否定された事案（名古屋
高等裁判所平成 16 年 5 月 27 日，判例体系登載）などもあり，ICG が
標準的な検査であることは裁判例にも顕著である．
　しかし，造影剤や ICG はヨード製剤であるからヨード禁忌であれ
ば使用できないこともあたり前である．それでは，ヨード過敏のない
花粉症患者にはどうするべきであろうか．
　医学的にはもちろん，問題はないだろう．しかし，裁判所の手にか
かると，花粉症患者には血管造影など非常に困難になるのである．
　横浜地裁平成 15 年 6 月 20 日東邦大事件判決を紹介しよう（判例時

報1829号97頁）．

　本件の事案の概要は，平成10年3月上旬以来，不安定狭心症の治療として大動脈冠動脈バイパス手術を受ける予定で学校法人である被告が経営する東邦大学医学部附属大森病院に入院していた原告男性（当時60歳）に対し，同月30日，担当医師が，原告がヨードアレルギー体質を有するにもかかわらず，術前における問診及び予備検査であるアレルギー反応検査を何ら行うことなく，本件術式の適否を判断するための肝機能検査として実施されたヨード剤試薬インドシアニングリーン（Indocyanine Green．略称ICG）の静注を行った直後，原告がアナフィラキシー（以下「AP」と略称）反応及びAPショックを発症して心停止に陥り，無酸素脳症を発症していわゆる植物人間状態となったことにつき，原告及びその妻子であるその余の原告らから，検査担当医である医師所属の被告に対し，診療契約の債務不履行（履行補助者である医師の過失），又は不法行為（被用者たる医師の過失による使用者責任）に基づく損害賠償請求権に基づき，損害合計2億462万5,869円の支払を求めたものである（判決文から要約しているので医師にとっては言い回しに若干違和感があることは容赦願いたい）．

　本件は，ICG検査の直後，これにより，原告に本件AP反応が発症したことは当事者間に争いがなく，主たる争点は，
（1）本件ICG検査と本件APショックないし本件心停止との間の因果関係の有無（本件APショックないし本件心停止は，本件ICG検査の結果か，たまたま同時間帯に再発した心筋梗塞〈以下，本件事故の際発症した心筋梗塞を「本件心筋梗塞」という〉が原因か）
（2）医師の本件APショック発症の予見可能性の有無（アレルギー

体質であり，原告に対して本件薬剤の静注をすることにより
本件APショックを発症することの具体的予見可能性があった
か）

（3）問診・予備検査懈怠の過失の有無（原告がアレルギー体質を
有するか否かを確定するための問診，予備検査であるアレル
ギー反応検査を実施すべき義務があったか否か）

（4）本件ICG検査実施の過失の有無（APショック発症の危険がない
他の方法による肝機能検査を選択実施することとして本件ICG
検査を回避すべき義務があったか否か）

（5）本件APショック発症後の応急措置懈怠の過失（APショック
発症に備えてあらかじめ救急用医薬品・器具を準備し，発症
した本件APショックに対する適切な応急措置をすべき義務が
あったか否か）及び

（6）損害の有無・損害額（原告の逸失利益，入院治療費・付添費，
将来の入院費・付添費，慰謝料，弁護士費用等，その余の原告
らの逸失利益，慰謝料）　である．

　本判決は，原告は，本件APショックないし本件心停止は，本件
AP反応と相前後して事実上発症した本件心筋梗塞を原因とするもの
ではなく，本件ICG検査により，本件薬剤に含有されるヨード剤が
原告に注入された結果，これが作用して発症したものであり（争点1），
APショックは，ヨードアレルギー体質に対してヨード剤を原因物質
として発症するものであり，原告は，本件ICG検査の十数日前にさ
れたヨード剤を含有する血管造影剤投与による検査により，その時点
において医学上，いわゆる「感作」されていたところに，再度，本件
ICG検査によるヨード剤注入により，本件AP反応が発症したもので
あるところ，医師は，原告がアレルギー体質であることは知り得たは

ずであるから，アレルギー体質の原告に対して本件 ICG 検査を実施
することにより本件 AP ショックの発症することがあるべきことにつ
いては具体的予見可能性を肯定することができ（争点 2），本検査で
ある本件 ICG 検査に先立ち，予備検査であるアレルギー反応検査を
実施することは，医学上有効性に欠け，又はその試薬にヨード剤がそ
れなりに含有されているため，予備検査により AP 反応等を発症する
危険性があるというべきであるから，原告に対してそれを実施しな
かったことを過失とすることはできないが，原告，又は家族に対して
問診を的確に実施していれば，ヨードアレルギーか否かは格別，原告
がアレルギー体質を有すること自体は確診することができたか，又は
少なくともその疑いを払拭することができなかったはずであり，そう
だとすると，問診後，予備検査を経ることなく本検査である ICG 検
査を実施することになるが，肝機能検査の一つである ICG 検査を実
施するか否かは，原告に対する本件手術ないし本件 ICG 検査の緊急
性・必要性の有無及びその程度，他の検査方法の有無及びその有効性
の程度，本件 ICG 検査に伴う危険性の有無及びその程度等を総合的
に検討して判断されるべきものであるところ，本件 ICG 検査及び本
件手術は，それが決定された時点においては，緊急に実施することが
予定されていたものではなく，そもそも，ICG 検査自体，本件術式の
術前検査としては必須とされているわけではないのみならず，これに
代替するものとして一般生化学検査の一つであるビリルビン検査も
考えられるし，それ以外に肝機能検査として一般生化学検査である
GOT（Glutamic oxaloacetic transaminase），GPT（Glutamic pyruvic
transaminase）も行い得るのであり，ICG 検査を実施すれば，本件手
術の適否に対するそれなりのデータを得ることができるものの，それ
は，その一方においてヨードアレルギー体質の患者には AP ショック
等，身体・生命に対する重大な侵害の結果を発症させる可能性がある

のに対し，上記その他の一般生化学検査によるときは，感作状態にあった原告に対してさらにヨード剤を投与することなく，本件手術の適否を判断するための一応それなりのデータを得ることも可能と考えられるところ，医師は，問診により原告がアレルギー体質であるか否かの確認をせず，アレルギー体質の疑いが合理的に払拭されないままの状態において，いきなり，本件ICG検査を選択実施したものであって，この点において過失があり（争点3，4），この過失により，原告が本件APショックを発症して本件心停止となり，ひいて，無酸素脳症から本件後遺障害に至ったと認めるのが相当であるから，したがって，被告には，診療契約の債務不履行（履行補助者たる医師の過失），又は不法行為（被用者たる医師の過失による使用者責任）に基づく損害賠償義務があるものと判断して，総額7,711万3,388円の限度で損害賠償を認めた（争点5，6）ものである．

　ここまで読んだだけで，本書を破り捨てる先生方が多数出るであろうレベルの判決であるが，もう少し事実経過の認定も示しておく．

　裁判所の認定事実によれば，担当医師は，平成10年当時，本件病院内科に勤務していた原告の本件入院時からの担当医であり，原告に対して本件薬剤を投与した医師である．医師は，医学博士号を取得した循環器を専門とする医師である．本件ICG検査当時，臨床経験は約7年であり，ICG検査の経験も100例近くを有していた．また，原告は，平成10年3月8日，不安定狭心症と診断され，同日，入院をした．

　裁判所は「感作とAP反応等の発症機序」として文献から感作について以下のように認定している．

　「AP反応は，原則として，抗原物質である薬物が最初に体内に入っ

たときには発症せず，IgE 抗体が体内で産生され，肥満細胞と結合し，感作（飽和状態）となった以降，量の多少にかかわらず，それを超える抗原物質がさらに体内に摂取されることにより発症するものである」．その他，ICG の内容，効用，添付文書の記載，副作用報告，予備検査（challenge test，皮膚試験，生体外検査），GOT，GPT などの肝機能検査について文献の内容を記載し，「総ビリルビン検査は，ICG 検査に代替しうる」と認定している．CABG 前の肝機能検査として ICG はあげられていないことも引用している．

　このあたりは医療裁判の通例で，結論をこじつけるのに都合の良いところをピックアップしてあたかも医学知見に基づいて判断したかのような形を作るのである．

　本件事故の状況は，本件 ICG 検査が完了して原告が「うーん，何か変ですね」等と異常を訴えたのは午前 8 時 57 分頃，呼吸停止となったのは午前 8 時 59 分頃，心停止となったのは午前 9 時 9 分頃，自力心拍が開始したのは午前 9 時 22 分からであり，それまでに ST 波が暫く上昇していたことを示す記載はないが，10 時 5 分頃からは心電図で ST の上昇が見られている．

　なお，3 月 12 日にシネアンギオグラフィーが実施され，本件 ICG 検査が 3 月 30 日に実施されている．

　原告は，本件 AP で，脳が無酸素状態となり，脳が広範囲にわたり不可塑的に損傷を受ける無酸素脳症となり，本件後遺障害，すなわち，四肢麻痺及びコミュニケーション障害（発語及び意思表明困難）の状態となり，無酸素脳症の治療を受けたが，本件後遺障害は全く改善されず，4 月 30 日，本件後遺障害の症状が固定した（身体障害者認定一級）．

　争点については，以下のように原告と被告で対立している．

契約としての医療

争点1　本件 ICG 検査と本件 AP ショック及び本件心停止発症との因果関係

（原告側の主張）

本件 AP ショックないし本件心停止は，本件 ICG 検査の結果，発症したものである.

（1）原告はもともと冠動脈狭窄の既往症があったものの，本件ICG検査前には，心臓機能を含め循環機能に心筋梗塞の発作等，差し迫った問題はなかった.

（2）本件ICG検査直後から，くしゃみ，口腔内不快感，鳥肌，吐き気等，AP反応に特有な症状が発症した.

（3）本件AP反応発症後，しばらくは意識があり，その時点で心電図モニターが装着されたが不整脈はなく，ST波の上昇もなかったが，その後，呼吸数低下，意識低下，浮腫の発症，呼吸停止，血圧・心拍数の低下，心停止という経過をたどった.

（4）ST波の上昇は，午前9時8分に血圧が低下し，午前9時9分に本件心停止となってから約1時間が経過した午前10時5分以降に認められる.

（5）担当医師は，原告が無酸素脳症に至ったのはAPショックによる心肺停止によるものである旨を，カルテ，診断書等に記載していた.

仮に，本件心停止の直接原因が，被告が主張するように，本件 AP 反応が発症した頃，丁度発症した急性心筋梗塞によるものであったとしても，本件 AP 反応により，末梢血管が拡張し，血圧が低下したため，原告の冠動脈狭窄部分の心筋に，正常時に比較してより少量の血液しか送られなくなり，その結果，急性心筋梗塞が発症したことも十分考えられるから，本件心停止の直接原因が急性心筋梗塞であること

は，本件 ICG 検査と本件 AP ショック発症との間の因果関係を否定することにはならない．

（被告側の主張）

　原告が本件薬剤によってアレルギー反応である本件 AP 反応を示したことは認めるが，それが AP ショック症状であったこと及び本件心停止の原因が AP ショックに起因するものではない．本件心停止は，その頃，たまたま再発した心筋梗塞に起因するものである．

　ICG によって死亡したのではないから因果関係はない．あることを否認する．

争点2　本件 AP ショック発症は予見できたか

（原告側の主張）

（1）ICGには，それに含有されるヨード剤に反応するAP反応等の副作用があることは，厚生省医薬品副作用情報の概要で指摘され，また，本件添付文書にも同趣旨のことが記載されており，医療従事者には周知の事実である．

（2）また，患者の娘は，患者について，平成元年の狭心症による入院時及び本件入院時のいずれの機会にも，本件病院の医療従事者に対し，従前，原告が正露丸を服用したことにより，顔が腫れたことがある旨及び原告夫婦の娘に喘息があることを告げていた．

　したがって，医師は，原告に対し，本件 ICG 検査の際，原告に本件 AP 反応の発症及び本件 AP ショックが発症することを予見することができた．

契約としての医療

（被告側の主張）

　原告は，平成元年に本件病院に入院した以降，何度もヨード系造影剤による血管撮影を受けており，さらに，本件 ICG 検査実施の 18 日前である平成 10 年 3 月 12 日にもヨード系造影剤による本件前回検査を受けたにもかかわらず，その際，原告には AP ショックのみならず，AP 反応すら発症しなかった．

　したがって，医師は，本件 ICG 検査によって原告に本件 AP 反応の発症及び本件 AP ショックが発症することを具体的に予見することは不可能であった．

> 争点 3，4　予診・問診義務及び ICG 検査回避義務違反の有無

（原告側の主張）

ア　問診義務

　医師は，本件 ICG 検査を実施する際，あらかじめ原告やその家族に対し，原告にヨード過敏症，又はアレルギー症状の既往歴があるか否かについての問診をすべき注意義務があった．ICG 検査を実施するにあたり，問診を十分に行うべきことは，本件薬剤に添付されていた本件添付文書にも，その旨明記されている．

　原告は，20 歳代の頃から鼻炎に苦しんでおり，また，昭和 54 年頃，腹痛で正露丸を服用したところ，その副作用で顔面が腫れあがったことがあり，医師が問診をしていれば，原告が何らかの薬物アレルギー体質を持っていたことが判明したはずである．それにもかかわらず，医師は，原告及びその家族に対するアレルギー症状の既往歴についての問診を全く行わなかったものであり，この点に過失がある．

16

イ　予備検査（アレルギー反応検査）

　医師は，ICG 中のヨード剤が死に至る重篤な副作用である AP ショックを発症させる危険が発症することを予見し得たのであるから，本件 ICG 検査を実施するにあたり，原告にこの危険が発症するおそれがあるか否かを，原告に対して予備検査としてアレルギー反応テストを実施して確認すべき注意義務を負っていたにもかかわらず，原告に対して ICG 検査の前にすべきアレルギー反応テストを何ら実施しなかった．

ウ　ICG 検査の適応

　ICG による薬剤性ショックが発症する確率は，厚生省医薬品副作用情報の概要によれば，0.07％ という臨床的には相当高い確率であり，そのショックの内容としても，急激な呼吸困難，血圧低下等の症状から意識低下，死亡という重篤な症状である．また，ICG 検査は，肝切除術の術前には必須の検査とされているが，本件術式を実施するために必要な術前のデータは，ICG 検査をすることなく，GOT 検査，GPT 検査，ビリルビン検査等で十分把握することが可能なのであって，本件手術を実施するには必須な検査方法ではなかった．

　したがって，医師は，原告に対して本件薬剤を用いた本件 ICG 検査に先立ち，ICG 以外の検査で肝機能を確認できるかを検討する注意義務を負っていたところ，これを怠り，漫然と本件 ICG 検査を実施した過失がある．

（被告側の主張）

ア　問診義務

　原告の本件入院時に，原告に対し，詳細な問診を実施しており，問診事項の中にはアレルギーに関する事項も含まれており，正露丸で顔

面膨隆疹が出た旨の回答を得ていたが，正露丸の成分はクレオソート，ロートエキス等であって，ヨード剤（ヨウ素）を含有していないから，原告にとって本件薬剤が禁忌となるわけではない．

また，仮に医師が，原告及びその家族に対して，原告の既往歴について問診し，原告の鼻炎アレルギー及び正露丸アレルギーが判明したとしても，本件薬剤を慎重に投与すれば足りるだけである．すなわち，慎重に投与するとは，救急処置を事前に準備しておくことを意味し，投与するか否かを慎重に検討することは含まれていないものというべきであるから，上記問診を実施しても，本件ICG検査を回避することはできなかった．

　イ　予備検査（アレルギー反応検査）

アレルギー反応の有無を確認する予備検査について，本件添付文書には，アレルギー素因のある者に対し，その使用前に皮内反応テスト等のアレルギー反応検査を行う旨の記載はなく，実際臨床的にも行われていない．アレルギー反応検査のうち，皮内テストについては，ICGを投与しただけで，AP反応又はAPショックが起こったとも考えられ，AP反応，又はAPショックの危険を事前に知るという観点からは，皮内テストは無意味である．また，スクラッチテスト，プリックテストは感度が低く，実施しても有意な結果が得られるとは限らないうえ，APショックの危険もある．

したがって，医師は，本件ICG検査を実施するにあたり，事前に皮内テスト等予備検査を実施して，原告のアレルギー反応の有無を確認すべき注意義務はない．

　ウ　ICG検査の適応

（１）GOT，GPTは，心筋細胞，骨格筋細胞等が破壊された場合に，

そこから血中に逸脱する酵素であり，その上昇は，組織の壊死の程度と相関し，肝臓についていえば，GOT，GPT の検査は，肝炎，肝障害，肝硬変等の疾患の存在や程度を知るために行われるものである．これに対し，ICG 検査は，肝細胞の異物排泄機能の検査であって，患者の肝実質の処理能力を知るために行われるものである．したがって，ICG 検査は，GOT，GPT 検査によっては代替することができない．

（2）また，心臓手術において，術前のいわゆる一般生化学検査は正常で，その他の画像診断（エコー，CT 検査）などを総合的に評価しても異常を認めなかった患者に術後，肝機能障害をきたす症例は臨床的に経験されるところである．ICG 検査によって，肝臓の色素排泄機能を調べることができれば，逸脱酵素等いわゆる一般生化学検査で判明する検査値や画像診断ではチェックできない機能をダイナミックに調べることができると考えられる．また，心臓手術においては，他の一般的な手術に比較して，手術時間も 7 〜 8 時間と長く，人工心肺を使用するため溶血をきたしやすく，輸血の頻度も高いため，肝機能障害のリスクが高いと考えられるので，ICG 検査を行うことは必要である．

争点5　救急措置上の注意義務違反

（原告側の主張）

医師は，本件 AP ショック状態に陥った原告に対し，第一段階として，できるだけ早く気道拡張，末梢血管収縮，浮腫の減少の措置を行う必要があり，ボスミンを筋肉注射すべき注意義務を負っていた．

しかるに，医師は，まず輸液ルートを確保しようとし，ナースステーションまで注射針を取りに行き，原告に注射針を刺入して時間を浪費

契約としての医療

したうえ，ソルメドロールを静注して上記義務に違反した．

（被告側の主張）

ショック状態の患者に対しては，薬剤を投与する際に筋肉内注射や皮下注射では効果が少ないことはしばし臨床上経験されることであり，臨床の場では，まず血管（輸液ルート）を確保することが重要である．したがって，医師が，まず，輸液ルートを確保したことは相当な措置であって非難されるべきことではない．

医師が，ショック状態に陥った原告に対し，その治療のために，ソルメドロールとカタボン Hi（昇圧剤）の投与から開始したことは，医学文献上，造影剤ショックを起こした患者に対し，ソルコーテフ静注とノルエピネフリン静注によって治癒した例が紹介されていることもあり，AP ショックの治療として十分である．

また，静脈の確保及びカタボン Hi の投与は心原性ショックの治療としても必要かつ十分なものである．したがって，医師がソルメドロールとカタボン Hi の投与から始めた点は，AP ショック，心原性ショックのいずれに対しても有効な治療法であった．

争点 6　損害の有無及びその額

（原告側の主張）

合計 1 億 6,146 万 769 円．当時 60 歳であったから 80 歳まで毎年役員報酬 660 万円が得られるなどの主張をしている．

（被告側の主張）

損害を全て争うとともに，原告には冠動脈狭窄を素因として，減額

理由とするべきと主張した.

（横浜地方裁判所の判断）

横浜地裁の争点に対する判断は以下の通りである.

まず争点1，因果関係について裁判所は以下のように心筋梗塞説を否定した.

「ア　基本的事実によれば，本件事故当日は，原告に対し，午前8時45分頃から，本件薬剤静注による本件ICG検査が開始され，本件薬剤の静注は，いったん中断されたものの，午前8時52分頃からこれが再開され，午前8時57分頃に本件薬剤の静注が完了したところ，その直後から，原告に口内異和感，くしゃみ等のAP反応特有の症状が現れたものであり，この症状が本件薬剤によるAP反応であることは，上記の通りであり（これは当事者間に争いがない），そして，その後，原告は，午前8時59分頃，呼吸が停止し，さらに，午前9時8分頃以降，血圧及び心拍数が徐々に低下し，午前9時9分頃，本件心停止の状態となり，この状態が継続されたことより，ほぼ無酸素脳症となったものと認めるのが相当である.

もっとも，本件事故当日，本件ICG検査終了後，原告にST波の上昇傾向が認められ，これは，心筋梗塞特有の徴表であり，心筋梗塞が発症したものといえるが，そのST波の上昇傾向は，本件心停止から約1時間経過した後に出現したものであり，本件後遺障害が上記心筋梗塞によって生じたものとはいえない.

イ　そして，本件ICG検査終了後，原告には，気分の悪さ，口腔内不快感，くしゃみ等々のAP反応特有の症状が出現したものであるところ，その経過としては，午前8時57分頃に本件AP反応が発症し，午前8時59分頃には意識レベルが低下して呼吸が停止し，午前9時9分頃には本件心停止に陥ったのであり，この原告に生じた一連の症

状及びその経過は，AP 反応から AP ショックを経て心停止に至る一般的発生機序と符合しているものと認められるのであって，これによれば，原告は，本件 AP 反応発症後，本件 AP ショックを発症し，本件 AP ショックにより午前 9 時 9 分頃，そのまま本件心停止の状態に至ったものと認めるのが相当である．

ウ　したがって，医師による本件 ICG 検査と原告に発症した本件 AP ショックないし本件心停止との間には相当因果関係があるものと認めるのが相当であり，この点について，原告に発症した本件心停止の原因は，本件 AP 反応と同時間帯に，たまたま起こった本件心筋梗塞である旨の被告の主張は採用できない」

この認定は，急変の原因を AP とするところはいささか奇異である．ST 上昇などは心停止後の再開時の変化であるとの認定はもっともらしいことを言うが，心筋梗塞発症による stanned heart や不整脈と ST 上昇までの間にはラグがあってもおかしくない．また，実際の心電図の詳細な読解がなされたうえのものかどうかが定かでない．

AP については ICG の投与が 8 時 45 分から行われているのに，AP の症状が生じたのが 8 時 57 分の中断後の注射終了後からというのも奇異である．通常は静注薬の場合，5 分以内に症状が発現することは最高裁の AP をめぐる認定事実などからも知られており，病院側が心筋梗塞説を出される方が説得的であろう．

さて，トンデモぶりが遺憾なく発揮されているのが争点 2（予見可能性について）での，前提として事実認定している「原告及び家族のアレルギー体質」という部分である．

「原告は，昭和 49 年から昭和 55 年頃までの間，正露丸を服用した後，顔面が膨らんで発疹ができ，医師から，正露丸アレルギーを指摘

され，本件事故後の平成 12 年 2 月 18 日付けで医師からその旨記載された診断書の作成を受けた．同診断書には，原告の病名を『正露丸過敏症（顔面発疹）』と記載されている．本件入院中には，原告に回診にきた本件病院の医療従事者から，薬でアレルギーが出たことがあるかを問われ，原告が正露丸で顔が腫れたことがある旨を伝えており，本件入院当初の看護記録にも同様に記載されていた．

　また，原告は，20 歳代から，慢性的な鼻炎の発症に苦しんでおり，原告の娘は，結婚後，原告の配膳に気を配ってきた．原告の鼻炎は，年齢を重ねて症状が落ち着いてきたが，時々，鼻炎で苦しそうにしていたことがある．原告のこの鼻炎のことは，原告からも原告の娘からも，本件病院の医療従事者に説明したことはないし，尋ねられたこともなく，本件病院側の記録にもない．なお，原告の娘には，喘息があり，このことは，本件入院当初，上記同様伝えられ，これも，本件入院当初の看護記録に記載された」と事実認定をしたうえで，「基本的事実によれば，ヨード剤と AP ショック発症の一般的な原因ないしその発生機序からすれば，ICG 静注により AP ショックが発症する可能性があるが，その可能性は，ヨード剤過敏症者のみならず，アレルギー体質を有する者にもあり，AP ショックは即時型免疫反応であるため，同じ反応を示すアトピー性皮膚炎，鼻アレルギー及び喘息などを持つアレルギー体質の者に発症しやすく，また，アレルギー体質は遺伝的傾向があるところ，原告は，正露丸の服用による薬剤アレルギー反応により顔面の浮腫発疹症状の既往歴があって（ただし，正露丸にはヨード剤は含有されていない），その際，医師の診察を受けたことがあり，また，長期にわたって鼻炎で悩まされ，原告が原告の食事内容に殊更工夫を凝らしてきたものであり，さらに，原告の娘にも喘息があるのであるから，医師としては，原告を含む一家一族が何らかのアレルギー体質を有することを確診し得たものといえ，そして，アレル

ギー体質であれば，それがヨードアレルギー体質でもある可能性もあるのであるから，原告に対してヨード剤を含有する本件薬剤を静注することにより，場合によっては，本件薬剤に含有されるヨード剤によるヨードアレルギー反応である本件 AP 反応が発症し，ひいて，本件 AP ショックを発症することを予見できなくはなったものというべきであって，この意味において，ICG の知見を有し，ICG 検査の臨床経験多数を有する医師には，本件 ICG 検査により原告に本件 AP ショックが発症することの具体的予見可能性があったものと認めるのが相当である」と驚くべき認定をしている．

　裁判所は，被告が平成 10 年 3 月 12 日施行ないしそれ以前の各種検査に際し，本件 ICG 検査時よりも遥に多量のヨード剤を冠動脈造影などで使用していたにもかかわらず，その際，原告には AP ショックはおろか，AP 反応の発症すらなかったのであるから，本件前回検査から 18 日後に施行され，しかも，この時よりもはるかに少量のヨード剤を静注したに過ぎない本件 ICG 検査により本件 AP ショックを発症することの具体的予見可能性は医師にはなかった旨主張し，これに沿う医師の陳述書や医師の供述がある点について，「しかしながら，基本的事実によれば，AP 反応等は，原則として，抗原物質である薬物が最初に体内に投与されたときには発症せず，その際，体内に入った抗原物質により，IgE 抗体が体内で産生され，肥満細胞と結合し，感作の状態（IgE 抗体の飽和状態）となった以降，さらに同一の抗原物質が体内に入ることによって発症するのであって，過去にヨード剤を含む薬物が一度ならず数度にわたって体内に入った時にはその時点で何ら AP 反応等が発症しなかったとしても，それは，結果としては，その時点において，感作状態になっていなかっただけのことであり，むしろ，その度を増すごとに，感作の状態に接近することになる道理

であるから，それ以降の AP 反応等の発症が否定されるものではなく，被告が主張する事情をもって，医師に原告に対する本件 ICG 検査による本件 AP 反応等の発症についての具体的予見可能性がなかったことの根拠とすることはできない．したがって，この点の被告の主張は，理由がない」などと judge based medicine の限りを尽くしている．

そして，問診・予診義務及び ICG 検査回避義務違反の点について，「基本的事実によれば，ICG は，それに含有されるヨード剤に反応してショックを発症する可能性があり，ヨード過敏症の既往歴のある者に対する使用は禁忌であり，アレルギー体質を有する者に対して使用する場合には，適応の選択を慎重に行い，診断上，ICG 検査が必要な場合には，使用に際してショック等の反応を予測するため，十分な問診を行うべきものである．

ところで，原告は，上記の通り，ICG である本件薬剤中のヨード剤によりアレルギー反応である本件 AP 反応，ひいて，本件 AP ショックを発症したものであるが，原告及び娘には，従前，正露丸による顔面の浮腫発疹，鼻炎及び喘息の既往歴ないし症状があり，これら既往歴ないし症状はアレルギー体質の発症と認めるのが相当であり，アレルギー体質には遺伝的傾向があることからすれば，それが，ヨードアレルギーであるか否かを事前に確定することはできないとしても，少なくとも，原告が何らかのアレルギー体質を有することは，容易に確診が可能であったというべきである．そして，アレルギー体質であれば，それがヨードアレルギー体質である可能性も当然にあり得るわけであり，ヨードアレルギー体質であれば，ICG に反応して AP 反応等を発症するおそれがあって，その場合には，上記の通り，ICG が少なくとも慎重投与とすべきものとされるのであるから，医師としては，本件 ICG 検査を実施するにあたっては，あらかじめ，原告及び家族に対し，改めて具体的な問診を実施し，同人らに存する上記既往歴及

25

び症状を確認し（これにより原告が永年鼻炎症状にあることも知り得たはずである），原告がアレルギー体質であるか否かを確定すべき義務があったものと認めるのが相当である．ところが，医師は，本件ICG 検査を実施するにあたり，原告及びその家族に対し，同人らのアレルギーの既往歴及び症状，ひいて，原告におけるそれを確認すべき問診を何ら実施していないことは，被告も自認するところであって，この点において，医師には過失があるというべきである．

被告は，原告に対しては，本件前回検査及びそれ以前において，本件薬剤よりも多量にヨード剤を含有する血管造影剤を投与していたにもかかわらず，アレルギーショックはおろか，AP 反応さえ発症していなかったのであるから，医師には，本件 ICG 検査の実施にあたり，原告がアレルギー体質を有するか否かを確診すべく問診を実施すべき義務はない旨主張する．

しかしながら，原告は，上記の通り，本件前回検査以前において，ヨード剤を含有する血管造影剤を継続的に投与され，体内の抗原が飽和状態に達した感作の状態にあったというべきところ，本件 ICG 検査によりヨード剤がさらに体内に注入されたことにより，本件 AP 反応，ひいて本件 AP ショックを発症したものと認めるのが相当である．そして，一般に感作がいつの段階で形成されるものかは判定し難いものであり，本件では，それがヨード剤に作用するものであったが，これがいったん体内に注入されれば，いつでも，感作状態になっている可能性があるのであるから，その状態でさらにヨード剤を含有する本件薬剤を投与すれば，例えそれが少量の場合であったとしても，これにより，AP 反応等を発症する可能性ある以上，本件前回検査以前において原告に AP 反応等が発症しなかったことをもって，医師の本件 ICG 検査の実施に先立つ問診義務が免責される理由とすることはできない．つまり，上記の通り，ヨードアレルギー体質を有する者に対し

ては，ヨード剤を含有する血管造影剤等を投与すればするほど，AP
反応等が発症する度合いが増す道理であるから，それ以前における
ヨード剤含有の血管造影剤検査では何事もなかったからといって，可
能性としてそれにより感作を生じていることがあり得る以上，今回の
ヨード剤含有のICG検査でも安全と考えるのは早計というべきであ
る．感作がいつの時点で生じるのか判定の仕様がないということは，
判定の仕様がないから，何もしないで直ちにICG検査を実施したこ
とに過失がないとすることは相当でないと解される．したがって，こ
の点の被告の主張は，理由がない」とした．

　もっとも，アレルギー反応検査義務についてはこれによってAPを
発症するリスクや，添付文書にもICG検査前にアレルギー反応検査
を一律に実施すべき旨の記載はないことから原告らの主張を排斥して
いる．
　したがって，この点の原告らの主張は，理由がない．
　とすると，どうすればよかったかということになるが，本件ICG
検査回避義務について，
　「本件病院の医療従事者から原告らに対しては，本件入院当初，問
診が実施され，過去において，原告に薬剤アレルギーと思われるもの
を発症したことがあることや娘が喘息であることが看護記録に記録さ
れているだけであり，それ以後，原告がアレルギー体質であることに
ついての問診等は一切実施されていなかったことは，上記の通りであ
り，また，上記看護記録の記載からすれば，それが，ヨードアレル
ギーであるか否かは格別，原告がアレルギー体質である可能性を示す
ものというべきであるから，本件ICG検査の実施にあたっては，さ
らに具体的に問診を実施して原告がアレルギー体質を有する者である
こと，又はこれが疑われる者であるか否かを確定し，少なくとも，ア

レルギー体質であることの合理的な疑いが消えない以上，本件手術の
緊急性の有無，本件 ICG 検査の必要性の有無及びその程度，他の検
査方法の有無及びその有効性の程度，ICG 検査に伴う危険性の有無及
びその程度等を総合的に検討したうえで，本件 ICG 検査の実施の当
否が決せられるべきであったと解するのが相当である．

　ところが，本件ICG検査の実施日が本件事故当日と決められたのは，
これに先立つ 5 日前の 3 月 25 日であり，同日には，本件手術の実施
予定日が約 4 週間先の 4 月 27 日と決められたのであって，原告に対
して問診の実施その他上記検討を尽くすことが出来ないほどに本件
ICG 検査の実施が緊急を要するものであったとか，まして，本件手術
が緊急に必要とされていたものではないのみならず，ICG 検査は，そ
れなりに有用な検査データを提供するものではあるが，本件術式の適
否の判断をするための肝機能検査としては必須の検査とはされておら
ず，また，原告には，ICG 検査をすべき場合として上げられている肝
機能障害があったことを認めるに足りる証拠はない．したがって，本
件術式により実施が予定されていた本件手術の実施の適否を判断する
ために，本件 ICG 検査は必須の検査とまではいい難いものである一
方，含有するヨード剤による AP 反応等発症の危険性があるが，他方，
肝機能検査としては，他にもヨード剤の静注をせずとも実施可能な総
ビリルビン検査があり，GOT 検査，GPT 検査でも ICG 検査で得られ
るのと一部同様の検査データを得ることもできるとされているのであ
る．

　ところが，医師は，原告に対し，問診はむろん，これら他の検査方
法の当否についての検討を何らすることもなく，上記状態にあった
AP 反応等発症の危険性がある原告に対し，いきなり，本件 ICG 検査
を選択実施したのであって，医師には ICG 検査回避義務に違反した
過失があるものと解するのが相当である」としている．

そして結論的に，7,311万3,388円を損害賠償として原告に対して認めたうえ，妻にも慰謝料200万円，子供らに各100万円の支払いを命じた．

　あきれるばかりの判決で，実質的に花粉症にはヨード剤は禁忌という判決である．わが国の花粉症の発症頻度は30%〜40%とも言われ，アレルギーが国民病である．幸いにして，医師の多くはこのような害毒としか言いようのない判決を目にする事も少なく，日常診療ではこのような判決は無視されているから，世の中回っており，患者は医療の恩恵を受けているのであるが，日本医師会や各学会は，何故こんな傍若無人の判決を放置しているのであろうか．医療が司法の闇から救済されるのはいつのことであろうか．

自白・医療事故調査報告書の意味

　裁判所は，一般には客観的な事実記録（一般の事件では契約書など）から事実を認定し，経験則を当てはめて法的評価を行っていく．

　しかし，裁判所にとって，客観的な事実を記載したレントゲン写真なども，それだけでは何もわからないので，鑑定人等の読影等，客観的記録自体に評価を求める．また，経験則も文献等で判断するのであろうが，医学文献は対立する文献も多く，エビデンスといっても，それがどの程度信用できるのかといった点ですら判断は困難である（エビデンスの評価は医師にとっても悩ましいところであるが）．

　このような場合，裁判官が重くよりどころにするのが「自白」である．刑事事件でも逮捕して自白を強要するという足利事件などでも問題になった捜査機関の通常手法がなくならないのは，裁判官が自白を証拠の女王として偏重するからである．

　ところが，現在の診療現場では「自白」と「反省」を医師等に強制する慣行が非常に強くなっている．ヒヤリハットやインシデント・アクシデントレポートといった名目で，意味もなく大して役に立たない情報を役人の言うままに作成させられているのが現状であったが，平成27年10月からは医療事故調査制度も始まっていることは他稿でさんざん書いたので報告要件などは，拙著（「外科系医師が知っておきたい法律の知識」，洋學社）を参照されたい．

　このようなレポートが裁判ではどのように用いられるかの1例を示そう．

　神戸地裁平成20年11月12日判決である．

　これは昭和12年生まれの女性（中国人）が神戸市立市民中央病院に

て肺塞栓の治療・予防としてフィルターを留置された際に心臓を損傷したことで死亡したとして神戸市立市民中央病院（被告 X：神戸市）と担当した医師（被告 Y）が提訴された事案である．

患者は，平成 18 年当時は無職であった．また，日本に来る飛行機内でも肺塞栓症に由来する体調不良を訴えていた．平成 18 年 8 月 2 日午前 7 時頃，附近の公園まで散歩に出かけたが，公園において日課である鉄棒での足のマッサージをしていたところ，下腿部から背中にかけて締めつけられるような痛みを感じ，意識を消失した．その後，意識が戻って，公園のベンチまで歩いて横になって休んでいたところ，再び意識を消失した．交番で連絡してもらい午前 9 時 40 分頃，救急車にて神戸市内の病院に搬送され，同病院で急性心筋梗塞の疑いがあると診断され，救急車にて被告病院（神戸市立市民中央病院）に搬送された．このときは意識もあり会話もできた．

患者は，同日午後 1 時 36 分，被告病院に来院後，直ちにレントゲン，採血等の検査を受け，同日午後 3 時頃，心エコー検査を実施し，同日午後 5 時頃，肺血流シンチ検査を実施したが，広範な欠損影があり肺動脈の血栓性塞栓症と診断された．

医師は説明と同意を得て下大静脈フィルターの留置をすることとした．血圧は，同日午後 3 時 30 分の時点で 120/56，同日午後 5 時の時点で 120/88 であり，安定していたし駆けつけた家族とも普通に会話をすることができた．

被告医師は，8 月 2 日午後 5 時から午後 6 時頃，原告らに対し，心臓の絵が書かれた図を使用して，肺塞栓症の説明及び下大静脈フィルター留置の説明をした．

同日午後 6 時頃，肺動脈造影（このときヘパリン 5,000 単位）が施術され末梢にいたる広範な肺梗塞が確認された後，カテーテルを使用

して肺野の血栓の吸引が試みられたが，少量の血栓が吸引できたのみであった．血栓吸引に続いて，カテーテルを使用した下大静脈造影がなされ，その後，90 cm のシース，130 cm のガイドワイヤーを用いて内頸静脈から，上大静脈，右心房を経て下大静脈まで先に挿入し，それに沿わせながらシースの先端を下大静脈まで進め，シースを利用してフィルターを留置部位まで挿入するという作業が行われ下大静脈にフィルターが留置された．

　下大静脈にフィルターを留置した直後である同日午後7時25分頃，状態が急変し，いびき呼吸があって呼吸停止し，また，徐脈（心拍50回／分），血圧低下が生じ，ショック状態となった．そこで，患者に対し心臓マッサージが施行され，約10分後には，会話が可能となり，患者は「背中が痛い」等と訴えた．

　なお，患者の心拍自体は8月3日午後3時30分頃一時停止するまで停止していない．胸部エコーで心タンポナーデが生じたとわかり，プロタミンが投与された．

　そこで，被告病院の循環器内科部長と心臓血管外科医師は，同日午後8時30分頃，心タンポナーデ解除のための緊急開胸手術を行ったが，右室心尖部に血腫がついており，既に出血は止まっていたが，そこが出血点と考えられたため，そこに手術用被膜剤を用いて止血処置がされた．

　医師等は，原告らに対し「肺の血管の中に血の塊がたくさん詰まっており，肺梗塞であった．カテーテルで血栓を可及的に取り除いた．足にある血栓が飛んで肺に繰り返し飛んでいたと考えられるのでIVCフィルターで肺梗塞の再発を予防するために挿入した．そのときに，心臓から出血したのでタンポナーデとなった．硬いカテーテルが右心に入ってしまったので心臓を傷つけた．出血を排除して，タンポナーデを解除した」との説明をした．

33

心タンボナーデ解除後，一時的に血圧も酸素飽和度も回復した．すなわち，心外膜を切開した直後（午後9時頃）に血圧が110／60程度まで上昇し，酸素飽和度も96％～98％を維持していた．しかし，心タンポナーデ解除後30分経過した同日午後9時30分頃，酸素飽和度が74％～85％まで低下し，午後9時40分頃，血圧も低下傾向が認められたため，昇圧剤の静脈注射がなされた．

同日午後10時頃以降，酸素飽和度が50％ないし60％台まで低下し，医師らは，肺塞栓の血栓内膜除去をするかどうかを協議し，その結果，手術を終わらせ，あとは内科的治療で対処するという結論に達し，同日午後11時20分ないし30分頃，CCUに移された．途中へパリン3,000単位が投与された．

8月3日午前0時頃，酸素飽和度と血圧の上昇傾向が認められ，酸素飽和度や血圧の安定が見られたが，同日午前1時頃以降，血圧は再度低下傾向となり，酸素飽和度も80％程度まで低下していったが，血圧は，同日午前3時頃まではおおむね70台を維持していた．同日午前3時過ぎから，急激に血圧が低下し，同日午前3時30分頃には30台まで低下し，同日午前3時30分頃，一時的に心停止した．

心拍は，強心剤の静脈投与及び心臓マッサージにより回復したが，血圧低下，頻脈が持続したため，強心剤投与量が増量され，心臓マッサージが続けられ，その結果，一時血圧は回復し，同日午前4時過ぎには140台となったが，その後再び低下し，同日午前5時頃，再び心停止し，強心剤投与及び心臓マッサージが行われたが，同日午前5時15分，死亡した．

遺族らは回教徒であったため，解剖の勧めは当初拒絶していたが，医師は異状死体（註：医師法21条　これは法的には外表面に異状がないので，届出要件を欠いており不必要であった）として警察に届けた．司法解剖の結果，直接死因は「肺動脈血栓塞栓症」（肺塞栓）とさ

れ，発症から死亡までの時間は約20時間とされた．また，肺塞栓の
原因は，下肢深部静脈血栓症と推定され，この発症から死亡までの時
間は不詳とされた．さらに，直接死因に関係しないが直接死因または
直接死因の原因となった傷病経過に影響を及ぼした傷病名として右心
室穿孔による心タンポナーデが挙げられた．

　被告医師は，患者の死亡後アクシデントレポートを作成している
（註：これが患者側に渡っているので，本件訴訟になっている）ところ，
アクシデントレポートには，アクシデントの内容として，ガイドワイ
ヤーを下大静脈まで進め，シース挿入時，ガイドワイヤーが右室方向
に進み，そのままシースを進め，右心室を損傷し，心タンポナーデを
きたしたものと考えられる旨が記載されている．

　さらに平成19年1月17日及び同年2月28日の2回，神戸市立市
民中央病院で事故調査委員会が開催され，その結果，平成19年3月
30日付けで「事故調査委員会報告書」が作成された．同報告書には「審
議結果及び委員会としての見解」として，「初期の治療方針」について
は「治療として血栓溶解治療法（t-PA）も考えられるが，時間経過が
重要で，発症後8時間は経過していたためあまり有効とは考えられな
い．また亜急性も推察されたため，血液が通らず血管壁がもろくなっ
ている末梢の血管に血栓が溶けて一気に血流が通った場合，末梢血管
の出血の危険性も考えられ，選択しなかった．以上より初期の治療方
針は妥当であったと考えられる」と記載されており，また，「治療に
対する知識，技術について」は，「年間のカテーテル件数や，下大静
脈フィルター留置件数は比較的多く，経験は豊富であったといえる．
ただ，カテーテル室内の透視モニターの位置が，通常は大腿動脈から
カテーテルを入れるためその方向に設置され可動範囲が制限された状
態にあったといえる」と記載されており，さらに，「事故と死因との
関係について」は，「穿孔後，心タンポナーデを起こしたが開心術に

35

より止血した後，血圧も酸素飽和度もよくなり，リカバリーはできていたと判断されるため，直接の死因とは考えられない．ただ，その間肺塞栓症の治療のための抗凝固剤を中和していることが，間接的に影響を与えた可能性は否定できない」と記載されている．

さて，裁判では，どのような争いになったのであろうか．両当事者の主張を対比させてみよう．

（原告遺族側の主張）
1　治療方法選択の誤り
（1）肺塞栓治療においては，第一次的にはヘパリン等による抗凝固治療あるいはt-PA等による血栓溶解療法という薬物治療が選択されるべきであり，下大静脈フィルター留置は，出血の危険が存在する場合に，考慮されるものである．なお，患者には抗凝固剤ないし血栓溶解剤の禁忌はなかった．
（2）また，下大静脈フィルター留置の可否の判断は，本来，下肢静脈の血栓の状態に基づいて行われるべきである．下肢静脈の血栓の状態の確認作業を省略してまで，下大静脈フィルター留置を行う必要はない．また，下大静脈フィルター留置に関しては，その合併症として血管損傷，心臓穿孔，心タンポナーデがありうるところであり，仮にこのような合併症が生じた場合，肺塞栓患者である本件患者に対し，極めて重大な影響が生じるのであるから，下大静脈フィルター留置の選択においては，このような危険性をも考慮されなければならない．
（3）ところが，被告医師は，下肢静脈の血栓の状況を確認することもなく，動脈造影検査に続けて施行できるとの理由で安易

に下大静脈フィルター留置という危険な治療方法を選択したものであって，方法選択上の注意義務に著しく違反する．

2 手技上の過誤

（1）被告医師は，下大静脈フィルターを留置する際，カテーテルの操作を誤り，器具の先端によって右心室の心筋に孔を開けてしまい，これによる心タンポナーデを生じさせた．ガイドワイヤーを心臓の近くで操作するにあたって，透視モニターを切っており，ガイドワイヤーの先端を注視すべき注意義務を怠っていたし，本来進めてはならない三尖弁内部までシースを進めるという過誤を犯し，このシースの動きによって，心臓穿孔を発生させたのである．

（2）なお，被告らは，あくまでも推測であるとしつつ，心タンポナーデ発生の機序として，シースが心尖部に入り込んだことにより，ガイドワイヤーが下大静脈から抜けて，右心室に入り込んだ際，ガイドワイヤーが跳ねるように動き，ガイドワイヤーによって心筋に孔が開いたというが，ガイドワイヤーそのものは非常に細く，それほど硬度を有しないものがあること等に照らせば，ガイドワイヤーにより心臓の穿孔が生じたとするには疑問があり，本件の右心室穿孔はシースによると考えるべきである．

3 説明義務違反

被告医師は，患者や家族らに対し，本件処置の際，血栓吸引術実施についての説明をしておらず，また，肺動脈造影や下大静脈フィルター留置という治療についても，検査であるなどと誤った説明をした．そのため，患者や原告らはこれを検査であ

ると認識していたし，この治療に付随する危険性，他に選択可能な治療方法の有無，内容と利害得失，予後について患者として適切な判断を下すことができなかった．

4　因果関係

（1）患者は肺塞栓（発症後1時間が極めて危険であるとされている）発症後8時間以上が経過した本件処置開始時には，会話ができる状況であったから，肺塞栓それ自体で死亡に至るような状況ではなかった．ところが，本件処置中に生じた心タンポナーデによって極めて重度の心筋障害が生じ，心タンポナーデの解除手術によっても，これにより生じた心臓の拡張不全・左心室拍出量低下による循環不全は改善できず，死に至ったものである．

（2）仮に，直接の死因が肺塞栓症によるものであったとしても，心タンポナーデの発症と死亡との間には相当因果関係がある．なぜなら，本件においては，心タンポナーデ発症により，それまで投与できていた抗凝固剤ヘパリンの投与が午後7時30分から午後10時までの2時間半の間できなくなったばかりか，この間には抗凝固剤の中和剤である硫酸プロタミンが投与されており，これが肺塞栓の進行を進めたものといえるし，また，止血と血栓溶解という両立しない治療の困難性ゆえに血栓溶解剤の使用ができなかったからである．

5　相当程度の可能性

仮に，心タンポナーデと死亡との因果関係が認められないとしても，被告医師が医療水準に適った医療行為を行うべき義務を怠ったことにより，患者は適切な医療を受ける機会を不当に

奪われたものであり，被告らはこれによる損害を賠償する責任
を負う．

　心タンポナーデ以前には死に至る可能性がある程重篤な症状
ではなかったことに照らせば，被告医師の過失行為が存在しな
ければ，患者がその死亡時点においてなお生存していた相当程
度の蓋然性が認められる．

6　期待権侵害

　仮に，蓋然性が相当程度存在すると認められないとしても，
医療水準に適った適切な治療行為を受ける利益自体不法行為上
の保護利益となるものである．

7　損　　害

　患者の逸失利益は，日本人と同一方式で算定するべきである．
あと10年間働けたから，日本人の平均賃金相当額189万円を
払え．

　その他慰謝料1,000万円，遺族固有の慰謝料各200万円，葬
祭やその渡航費用等750万円弁護士費用300万円などを払え．

（被告神戸市〈神戸市立市民中央病院〉側の主張）

1　治療方法選択の誤りを言う点について

　被告病院搬入時の患者の状態は，右心室負荷，平均肺動脈圧の異常
高値が認められ，このような場合は，下大静脈フィルター留置の適応
例と考えられる．

そこで，新たな血栓による急性肺血栓塞栓症の再発を予防しつつ，ヘパリンによる抗凝固治療を行うという治療方針をたてたのである．

2　手技上の過誤を言う点について

　被告医師は，循環器科医としてカテーテル検査，治療の経験を十分に積んでおり，本件で格別，通常の操作方法を逸脱した手技を行った事実はなく，結果としての心タンポナーデの発生は，一般的な確率は低いものの，不幸にして起こってしまった合併症であると言わざるを得ない．

　本件での心タンポナーデ発生機序については，あくまで推測によるが，可能性としては，シースを右心房中央まで進めた際に，先行するガイドワイヤーに沿って押し進めたシースにガイドワイヤーがひかれて右心室側に跳ねるという位置ずれを生じたものと思われる．しかるに，このようなガイドワイヤーの挙動は極めて偶発的なものであった．また，本件では，肺塞栓のため右心室圧が顕著に上昇していたことも，ガイドワイヤーが跳ねて右心室壁にあたっただけで容易に右心室穿孔が生じた原因と考えられる．

　本件処置の当時，このようなガイドワイヤーの動態を予測することは極めて困難であったし，仮に予測できたとしても，カテーテルは先導役の術者とワイヤーを保持する助手の二人で操作する以上，術者と助手との間の微妙な力加減の差によって，先行するガイドワイヤーがシースにひかれて数センチ前後で位置変動することは不可避である．

3　説明義務違反を言う点について

被告医師は，原告に対し，図を示して肺動脈造影やフィルター留置の目的や方法を可能な限り丁寧に説明しており，そのうえで施術の同意を得ている．したがって，説明義務はない．

4 因果関係について

（1）本件患者の死亡原因は，元々存在した肺塞栓の悪化である．心タンポナーデ自体は緊急の開胸手術により解除（心膜内出血の除去及び止血）されており，患者の死亡に直接影響を与えたものとは考えられない．

　そもそも，心タンポナーデによる循環不全は心嚢腔に貯留した血液等の液体によって心臓が物理的に圧迫されることで生じるものであり，貯留した血液が消失すれば改善される病態である．実際，本件では，開胸手術により，出血による心臓の圧迫を解除した直後に血圧は上昇し，その後約30分間は呼吸・循環動態は安定していた．

（2）また，心タンポナーデの発生によって，肺塞栓症に対する医療行為選択の余地が狭められたという点が因果関係とからめて問題とされるのかもしれないが，心タンポナーデ解除のための手術終了後，抗凝固剤は引き続き実施されているし，血栓溶解治療についても，結果的に実施される機会はなかったものの，仮にこれを実施したからといって，患者を救命できたかどうかは全く不明である．

5 相当程度の可能性について

　4の通り存在しない．

> 6 期待権侵害について

義務違反がないから存在しない.

> 7 損害について

たまたま日本に来ていただけであるから中国人の平均賃金による計算をするべきである.

以上を前提に,裁判所は以下のように医師の過失を認定した.

1 前記認定事実記載の通り,開胸手術後,医師らは,原告らに対し,硬いカテーテルが右心室に入ってしまったので心臓を傷つけたとの説明しているところ,これはシースが患者の右心室を突き,穿孔が生じた旨を説明していると解するのが相当である.なぜなら医師が柔らかなガイドワイヤーを誤って硬いと表現するとは考え難いからである.すなわち,医師らは,手術当初,心臓を穿孔したのはシースであると認識していたと認められるのである.

また,被告医師も本人尋問においてシースが三尖弁を超えたあたりにまで入っていたことは認めているし,被告医師が事故直後に作成したアクシデントレポートは,ガイドワイヤーに沿って進んだシースが右心室を損傷したとの記載であると理解するのが素直である.

さらに,損傷場所は心筋が厚い右心室の下方(右心室心尖部)であるところ,そもそも柔らかく,かつ,先端が丸く曲げられているガイドワイヤーによりこのような部位に穿孔が生じるかどう

か極めて疑問である.

2　上記1に検討したところを総合すれば，右心室の穿孔は，ガイドワイヤーに沿って，誤って右心室に挿入されたシースが心筋を突き破ったことにより生じたと推認するのが相当である.

3　本件処置の過程において，フィルターを通すためのシースは上大静脈から右心房に入れ，その後に下大静脈に入れることになるが，心臓の構造に照らせば，目視下で行われるわけではないカテーテル操作では，シースが誤って右心房から右心室に入ってしまう可能性は相当程度あるといわなければならない．そして，シースを誤って右心室に挿入した事実に気づかず，さらにシースを下方に挿し込んだ場合，シースが右心室の下部の心筋を傷つけ，心タンポナーデを惹き起こすことも当然予見されることである．そうすると，シースを操作していた被告医師としては，シースが右心室に入らないよう随時透視モニターを見ながら注意深くシースを進める注意義務を負っていたというべきである.

4　ところが，被告医師は，その注意義務を怠った過失により，シースを右心室に挿入してしまい，右心室心筋を傷つけ，心タンポナーデを惹き起こしたものである.

さらに過失と死亡との因果関係について司法解剖で否定されているにもかかわらず，裁判所は以下のような認定を行っている.

1　本件患者の肺塞栓は重傷度が進んだものであったが，前記認定事実に照らせば，患者が被告病院に搬送された時点（8月2日午後1時35分頃）から本件処置が開始された時点（8月2日午後6時15分頃）までの間，血圧は安定していたし，意識も清明で会話も可能な状態であったといわなければならない.

自白・医療事故調査報告書の意味

2　ところが，患者の容態は，右心室穿孔が生じた時点（前記認定事実に照らせば，穿孔は8月2日午後7時20分頃生じたと考えられる）を境に，急激に悪化している．すなわち，患者は8月2日午後7時25分には，呼吸停止，徐脈，血圧低下によるショック状態となっているが，このショック状態は，肺塞栓の急激な悪化に伴うものではなく，心タンポナーデに由来すると考えなければならない．

3　その後，心臓マッサージが施行されて，会話ができる状態とはなっているが，心タンポナーデが解除される午後8時55分頃まで1時間半もの間，心臓の拡張不全が継続し，心タンポナーデが午後8時55分に解除されたとはいうものの，午後9時30分には血中の酸素飽和度が74％から85％程度まで低下しており，患者の心肺機能が，本件処置開始以前の状態に回復することはなかったのである．

　そして，午後9時45分には降圧剤の注射が必要なほど血圧が低下し，午後10時頃以降，さらに，血中の酸素飽和度が50％台ないし60％台まで低下したのである．

　その後，酸素飽和度が回復したとはいっても85％程度までであり（8月3日午前零時頃），8月3日午前1時頃以降，酸素飽和度が76％ないし80％程度に低下し，午前3時頃以降，急激に血圧が低下し，午前3時30分には一時的な心停止に至っている．

4　このように，心タンポナーデ解除後も患者の心肺機能は，右心室穿孔（8月2日午後7時20分頃）から一時的心停止までの約8時間半にわたり，Aの心肺機能は，浮き沈みがあるものの，おおむね，悪化の一途を辿り，ついには心停止に至ったとみられるのである．そして，午前3時30分頃の一時的心停止の後，心臓マッサージなどの救命措置によって心拍や血圧が短期間回復した

44

ものの，午後5時15分，患者の死亡が確認されているのである．

5　さて，民事訴訟における因果関係の証明は，特定の事実（本件では右心室穿孔）が特定の結果（本件では患者の死亡）を招来した関係を是認しうる高度の蓋然性を証明することであり，証拠によって認められる事実と経験則に照らし，特定の事実が特定の結果を招来した関係を，通常人が疑いを差し挟まない程度に確信を持つことができれば，両者の因果関係が証明されたものとみて差し支えがないのである（最高裁判所昭和50年10月24日第二小法廷判決，民集29巻9号1417号，参照：東大ルンバール事件）．

　　本件の証拠を総合しても，右心室穿孔から死亡に至るまでの医学的・科学的機序を正確に把握し，説明することは不可能であるものの，右心室穿孔から死亡までの事実経過に照らせば，患者の死亡は，右心室穿孔（心タンポナーデ）に伴う心肺機能の著しい低下によってもたらされたものと推認するのが相当である．

6　被告らは，心タンポナーデ解除後，一時的に血圧や酸素飽和度が上昇したことを捉えて，心タンポナーデは死因とは無関係であり，肺塞栓の悪化が死因であると主張し，被告医師も同旨の意見書を提出するが，心タンポナーデ解除後，一時的に血圧や酸素飽和度が上昇したとはいっても，本件処理開始前の状態まで心肺機能が回復したと考えるのは無理であるから，被告ら主張のような事実があったとしても，これをもって上記推認を覆すほどの事情とすることはできない．

こうして神戸地裁は被告X（神戸市）の敗訴を認めた．

ちなみに損害についても，慰籍料2,000万円，葬祭料等200万円（中国人だから高額になったことは，いわゆる特別損害として，病院側には到底予見できないものであるから費用としては200万円が相当であ

ると解されるとして），弁護士費用 220 万円を認めた．

問題になった逸失利益については，患者は以前から重度の肺塞栓を患っていたこと，今回短時間とはいえ 2 度も意識を喪失し，救急車により病院に搬送される事態が生じていること等からすれば本件処置開始前，既に，家事労働であってもそれ程満足にできる状態ではなかったものとみられ，逸失利益の損害が生じているとは認められないとした．

結局は合計 2,420 万円の賠償義務があるとして原告らの相続分の請求を認めている．

本件は司法解剖で肺塞栓の進展が直接死因であると断じているにもかかわらず，心タンポナーデが起こってから，少し良くなったが死亡したから心タンポナーデが原因であるといった認定をしている．

あえて，東大ルンバール事件の最高裁判例を引かざるを得ないところが，無理筋（東大ルンバール事件自体が異常なくらい無理筋のトンデモ判決である）判決を自白しているような判決であるが，裁判所がいかに自白を尊重するかといったところもよくわかるであろう．

自白さえしていれば，東大ルンバール事件最高裁判決という金科玉条（鑑定人が 4 人そろって関係があるとは言い難いとしたルンバールと脳出血との因果関係を無理矢理認めた）がある限り，高額賠償の判決が書けるのである．

事故後の発言には要注意である．不用意な発言一つで医療事故調査委員会も，司法解剖も意味がなくなってしまうのである．それが医療裁判である．

同意書の意味

　テレビワイドショーの番組内で,「『医者の承諾書』　書かされてても泣き寝入りするな！　医療ミス逃げられない」といった番組が放映されたことがある.

　ワイドショーの論調は,「医療ミスやトラブルの絶えない昨今だが,病院などで, このような書類を書いたことはありませんか?」と女性キャスターが視聴者に問いかけ, 大きなパネルに書かれた「手術承諾書」が映し出され, その中の記載で「万が一の不可抗力の事態に対しては, 一切の異議申し立てをいたしません」との一文がある. 出演者が,「自分もたくさん経験がある」と言い, そういう書類に同意してしまった場合, 医療ミスがあっても患者は泣き寝入りするしかないのかという法律相談コーナーのような話題になった. そこで, 医学部でも教えているという弁護士(元検事であるという)が出てきて,「医者はとかくこういった書類を書かせたがるというが, しかし, 実際は医者の気休めにしかならない. あきらかな過失があった場合に, 責任を免れることはできない. 過失を事前に放棄させる取り決めは, 公序良俗に反していて無効と考えられる. これを書かせたことで, 無知な患者さんが諦めてくれる場合がありうる, という以上の意味はない」とまで言ったのだそうである.

　弁護士が出ている番組で, こんな誤りを放映するのはいかがなものだろうか. 本放映の誤りの一つは, 不可抗力は何らの賠償責任がないという法律家なら誰でも知っている基本的事実に無知な説明だということである. 賠償責任が認められるのは医師個人に対して民法709条の不法行為, 民法415条の債務不履行とも,「過失」があるためには

47

結果についての予見可能性，予見義務，結果回避可能性，結果回避義務が存在することが必要である．「不可抗力」というのは避けることのできないこと，過去の大震災のような事態などを含む事項であり，こんなことは結果回避可能性も結果回避義務もないので「過失」がなく，もともと患者は原子力賠償法のような別法がない限り損害賠償など請求できないのである．これを「泣き寝入り」と呼ぶならそれも仕方ないのである．別の言い方をすれば「不可抗力」であるならば「医療ミス」ではあり得ないのである．本当にこんな解説を弁護士がしたとすれば疑問を禁じ得ない．

　それに，この弁護士は，昔の手術承諾についてのイメージで，コメントしているのではないのだろうか．昔の，といっても20年くらい前の手術承諾書は「貴院の手術について，いかなる場合においても一切異議を言いません」といったものである．これだけではさすがに現在ではダメである．そのような承諾書についての裁判例があるので紹介する．

　東京高等裁判所昭和42年7月11日判決（東京高等裁判所判決時報民事18巻7号86頁）である．この事件は患者が結核性左主気管支狭窄症を根治するために，昭和32年9月気管支成形手術を受ける目的で静岡県の病院に入院し，気管支成形手術が施行されたところ，同手術の中途で左肺動脈本幹に損傷を生じたために手術は不成功に終わり，しかも左肺が上・下葉とも全部別出されたという事案である．

　裁判所の認定では，気管支の癒着を剥がそうとしたとき，途端に肺動脈本幹に亀裂を生じて出血するに至ったため，医師らは直ちに止血方法として肺動脈の縫合を試みたが，肺動脈自体が脆弱化していたために縫合した後の針穴から血が滲出する状態であったので，医師らが協議した結果，血管縫合によっては完全な止血は困難であるばかりで

なく，このままの状態で気管支成形手術を進め，あるいは又閉胸して
再度の手術に期することは，何時起るやも測り知れぬ血管破裂によっ
て患者の生命に危険があると判断したため，やむなく次善の策とし
て，左肺動脈本幹を亀裂部分と心臓との中間で心臓に近い箇所におい
て結紮し，血液が左肺臓に循行しない状態としたが，かようにして血
液が循行しなくなったからには肺機能が失われるだけでなく，そのま
ま閉胸すれば肺膿瘍その他の続発症を起こす可能性が極めて大である
ので，生命の安全を考慮して左肺葉を上・下とも全部剔出するに至っ
たことを裁判所は認めている.

　これだけ読んでも，胸部外科の先生はいったい何が医療ミスだとい
うのだ？　と思われると思う.
　ところが裁判所はミスだと言う. 昔の判決で句点が殆どない悪文で
あるが，ゆっくり読んでいただきたい.

「凡そ患者に手術を施行する医師としては，その生命・身体の安全
を保持するために最大の注意を払うべき業務上の注意義務があること
は云うまでもないところであり，特に本件のような結核性気管支狭窄
にあっては，気管支周辺の結締子（判決文ママ）及び淋巴腺に生じた
炎症が肺動脈に波及して気管支と肺動脈とが癒着すると共に，肺動脈
の血管壁が脆弱化しているのが常であり，その癒着状態及び血管壁脆
弱化の程度は視診及び病理学的判断によって或る程度の推測が可能で
あると考えられ，しかも強度の癒着があるときこれを無理に剥離しよ
うとするときは脆弱化した血管壁を損傷する危険性が多分に存するこ
とも明らかであるから，執刀医師としては，殊更に右癒着状態及び血
管壁脆弱化の程度に注意を払い，これらの点を仔細に検討する必要が
あるものというべく，しかして一般に結核性気管支狭窄症患者の肺動

49

脈血管壁の脆弱化は，狭窄部に接する箇所だけにその症状があらわれ
るものではなく，必ずやその周辺の一定範囲の部分についても何らか
の脆弱化の徴候がみられるべきものと考えられるから，術者は肉眼で
確かめうる周辺の徴候から肉眼で確認することのできない気管支と肺
動脈の癒着部分の脆弱化の程度をも忖度したうえで，剥離の可否を判
断すべきものと思料されるところ，当審における証人医師等の各証言
によっても，執刀医は慎重に癒着の剥離を進めたが全く意外にも肺動
脈本幹に亀裂を生ずるに至ったというにとどまり，同医師が特に前記
のような点に留意したとは到底認められず，ことに当審での同証言を
よく調べてみると要するに執刀医としては，気管支上に跨がっている
肺動脈部分の2/3は順調に剥離ができたというので，最も脆弱化が
予想さるべき狭窄部に接する箇所についても無事剥離することが可能
であろうと即断し，介助の医師らと剥離の難易性につき殊更に検討を
加えることなく，漫然と剥離操作を進めたことを窺知するに十分であ
り，前記各鑑定の結果及び医師等の各証言によると，本件の場合気管
支と肺動脈の癒着は強く，後者を損傷することなしに両者を剥離する
ことは殆んど不可能であったと認めるの外ないけれども，もし主治医
において前記のような点に深く留意しつつ剥離操作を行ったとすれ
ば，あるいは右箇所の剥離を思いとどまり肺動脈本幹の損傷という重
大事態を避けられたであろうと思料されるのであって，かような意味
において執刀者としての注意義務を尽さなかった憾があるものという
べく，結局本件肺動脈損傷は，同医師の過失に基因するものといわな
ければならず，右損傷が，第一審被告の主張するように不可避的な事
故であったとは到底認め難い」としている．アバウト極まりない認定
であるが，所詮は医療裁判である．

　問題は，この手術については本件手術前に，右手術によりいかなる

事態を生じても一切異議を述べない旨の誓約書を患者が差入れている
ことを病院側が主張している点である．裁判所は，「右誓約書は開胸
手術を受けようとする患者が手術の直前に病院に対し，差入れたもの
で，たとえその中にそのような文書の記載があるとしても，これをもっ
て当該手術に関する病院側の過失を予め宥恕し，あるいはその過失に
基く損害賠償請求権を予め放棄したものと解することは，他に特別の
事情がない限り，患者に対して酷に失し衡平の原則に反すると解せら
れる」とした．

実はこの事件の第1審の静岡地裁浜松支部昭和37年12月26日判
決（下級裁判所民事裁判例集13巻12号2591頁）では，「被告は仮に
原告主張の様な事実があっても原告は手術前手術によりいかなる事態
を生じても一切異議を述べない旨誓約書を被告に差入れている旨抗弁
するので判断するに，原告が被告に対して被告主張の如き内容の誓約
書を差入れたことは，弁論の全趣旨により原告は明らかに争っていな
いと認められ医師あるいは医院が手術前往々患者から此の種の誓約書
を徴することあるは当裁判所に明なところであるが，然し右誓約書は
単なる『例文』の類と認めるのが相当であって急迫した病苦に喘ぐ患
者から斯かる誓約書を徴して自己の過失の責を免れんとするのは失当
であるから法律上右誓約書に被告がその使用人である医師の過失行為
に基いて負担すべき損害賠償責任までも免責するが如き効力を認める
ことはできない．したがって被告の右抗弁は採用し難い」としている．
　このような考え方では，病気に苦しむ患者からどのような書面を
とっても無意味ということになろう．それはやはりまずいと言うので
高裁では理由を少し変更している．内容や作成経緯などによっては免
責の効果を持たせようというのであろう．エホバの証人の免責証書な
ども，東京高裁の判断枠組みでは免責されないような場合もあり得る

のである.

　このような昔の承諾書と現在用いられている承諾書はそもそも全く
ボリュームや内容が異なっており，この裁判例はあまり参考にならな
いだろう.

　それでは現在の承諾書の意味にはどのようなものがあるのだろう
か.

　一つは説明内容の承諾である. 詳細なわかりやすい説明文書が書か
れた書面を患者に交付されていれば，説明を聞いたことが明らかに証
明される. これで少なくとも説明義務違反は免れることになろう.

　それでは過失があったときに免責の材料にはならないのだろうか.
静岡の事件のような単純な承諾書ではさすがに民法90条の公序良俗
違反として難しいと思われるが，具体的なリスクを判ったうえで危険
な医療行為を受けた場合は免責になる場合があると思われる.

> **民法90条**
> 公の秩序又は善良の風俗に反する事項を目的とする法律行為は，
> 無効とする.

　また，消費者契約法は，消費者（患者もこれにあたるとされている）
と事業者（病院開設者など，個人医院も含む）の間の契約で消費者
にあまりに酷な免責規定を無効としているが，逆に言えば，一定の場
合は免責を容認している.

> 消費者契約法第8条　次に掲げる消費者契約の条項は，無効とする.
> 一　事業者の債務不履行により消費者に生じた損害を賠償する責
> 　　任の全部を免除する条項
> 二　事業者の債務不履行（当該事業者，その代表者又はその使用

する者の故意又は重大な過失によるものに限る）により消費者に生じた損害を賠償する責任の一部を免除する条項

三　消費者契約における事業者の債務の履行に際してされた当該事業者の不法行為により消費者に生じた損害を賠償する民法の規定による責任の全部を免除する条項

四　消費者契約における事業者の債務の履行に際してされた当該事業者の不法行為（当該事業者，その代表者又はその使用する者の故意又は重大な過失によるものに限る）により消費者に生じた損害を賠償する民法の規定による責任の一部を免除する条項

　すなわち，医療機関開設者（医療法人，国立大学法人，都道府県，赤十字社など）と患者は診療契約を結ぶから，医療過誤は「債務不履行」（民法415条），個々の医師が患者に対して医療過誤によって負う責任は不法行為責任（民法709条）であり，そのいずれについても，損害の全部を免除する特約や，故意はもとよりどんなひどいミスでも免責する契約条項は無効となるが，それ以外は有効ということである．この点でもコメンテーターの弁護士の説明は正しくない．

　もっとも，重過失の定義は実際は困難であるから裁判所は賠償させるために無理矢理認定する危険性も高いが，一応の方法になろう．

　また，賠償額の上限を賠償保険の上限程度（CAPという．たとえば一生寝た切りでも8,000万円を上限とか．米国各州では法律でCAPを認めている）にすることは免責としてよいのではないか．

　二つ目の承諾書の意味は，承諾書に詳細な合併症などを記載しておくことで，医師自らが危険性を再認識するという意味である．患者に時間をかけて手術のたびに合併症の説明をしていれば，まれな合併症であっても医師は意識するであろう．肺塞栓など通常は生じないよう

な手術であっても，記載して説明してあれば，患者が術後しばらくして呼吸困難を訴えたときに，「ひょっとして」といった思いが出てくるのではないか．安全のための承諾書である．

三つ目が医師の信頼のための承諾書である．手術についてはたくさんの合併症があり，それに対して医師がそれぞれどのような対策を講じながら行っているか，丁寧に説明していけば，却って術者への信頼が得られるのではないだろうか．

この事案のワイドショーのような間違った誘導が広がると，承諾書を書かなくなる患者が増えるであろう．承諾書がなければ現在の医療現場で好んで手術をするような医師は少ないだろうから，必要な手術がなされず命を失う患者も多くなるだろう．また，承諾書などを前に手術を話題として信頼関係を作ることもできなくなるだろう．結局は承諾書を医師が軽視するようになることになり安全上も問題が生ずるのではないだろうか．

ところで，このようなワイドショーが横行する元凶となっているのは「承諾書」という言葉であろう．そもそもが患者が治して欲しくて手術を希望してきてるのだから，依頼するのは患者であって，承諾するのは医師の方であろう．私のやっていたクリニックでは「依頼書」という書面にしていた．

このような誤りが生ずるのは，インフォームドコンセントが，ニュルンベルグ裁判に基づくニュルンベルグ綱領や大陸刑法（ドイツ刑法といってもよい）の同意承諾理論に起因するとの考えであろうか．

前者はナチスドイツの人体実験に対するニュルンベルグ裁判によって確立された法理であるが，ナチスドイツの医師等が行ったユダヤ人らに対する人体実験は，およそ被検者に対して全く利益をもたらさないようなものであって（対ソ連戦に備えて，寒冷地での凍傷の形成プロセスをみるために人工的に氷などに被検者の手足をつけて凍傷を

起こさせるなど）極めて非人間的なものであり，こんなものは同意を
とっても現在の倫理委員会を通りそうにないものである．被検者に何
のメリットもない実験の被検者役を依頼するのであるから，被検者の
同意承諾が必要なことは言うまでもない．

　もう一つの同意承諾理論は，刑法の考え方によるものであって，人
の体にメスを入れたり，注射をしたりすることは，刑法の条文である
傷害罪（日本の刑法で言えば204条）に該当する行為であり，これが
犯罪にならないのは患者の同意があるからであるという議論である．

　確かに，傷害行為や暴行行為を正当化するためには被害者の承諾が
必要なものであろう．しかし，医療行為は刑法ができる前から存在す
る社会的に有益な行為であり，これらの行為がそもそも刑法上の傷害
罪に該当するといった観念自体が違和感のあるものである．当時者の
一方をあしざまに非難する判決文や，人を犯罪者呼ばわりする刑事裁
判の判決言い渡しを，名誉毀損（刑法230条）の構成要件に該当する
とは誰も考えないのではあるまいか．

　このようなおかしな考え方が，承諾書なるものを作り出してしまっ
ている．患者は医師に治療を依頼してきているのである．法律上も医
療は現在の商法の考えからは営利を目的とせず，医師は商人ではない
ということになっている．医療は文字通り患者の利益のために行って
いるのであり，利益は患者のものである．そうであるならば，医師が
患者に承諾を求めるのは明らかにおかしい．患者が依頼して，医師が
「わかりました，手術をしてあげましょう」と「承諾」をして診療契約
が成立すると考えるのが法理論としても妥当である．

　米国においても，医療行為は原則として暴行の類型（Assault &
battery）であるとしていた時代から，医師の義務違反（negligence）
として変化してきた経緯がある．医療行為はあくまでも正しい行為で
あり，ただ，その行為を行うにあたっての専門家として医師の責務と

して患者の積極的な医療参加を促すことによって adherence を高めて治療効果を上げるために適切な情報提供を行うべきなのである．米国やわが国の弁護士どもの換骨奪胎によって，医師患者関係が歪められ，信頼関係を形成できないまま，同意書なる書面を作成させられる医師患者は本当に不幸である．わが国の立法として医療訴訟や医療上の事件について刑事訴追を禁止し，医師患者関係の信頼関係に基づいた医療を取り戻す必要があるのではないか．George Bush 大統領は演説の中で，「アメリカの医療を法廷から医師や看護師，患者のもとに取り戻そう」と言った．まさに至言である．

　それでは，委任・請負とは別に，契約書を作って，その契約書に従って診療を行うと言ったやり方はどうだろうか．消費者契約法は，以下のように損害賠償を全部負わないとするような契約は無効としている．

（事業者の損害賠償の責任を免除する条項の無効）
第八条　次に掲げる消費者契約の条項は，無効とする．
一　事業者の債務不履行により消費者に生じた損害を賠償する責任の全部を免除する条項
二　事業者の債務不履行（当該事業者，その代表者又はその使用する者の故意又は重大な過失によるものに限る）により消費者に生じた損害を賠償する責任の一部を免除する条項
三　消費者契約における事業者の債務の履行に際してされた当該事業者の不法行為により消費者に生じた損害を賠償する民法の規定による責任の全部を免除する条項
四　消費者契約における事業者の債務の履行に際してされた当該事業者の不法行為（当該事業者，その代表者又はその使用す

る者の故意又は重大な過失によるものに限る）により消費者
に生じた損害を賠償する民法の規定による責任の一部を免除
する条項

五　消費者契約が有償契約である場合において，当該消費者契約
の目的物に隠れた瑕疵があるとき（当該消費者契約が請負契
約である場合には，当該消費者契約の仕事の目的物に瑕疵が
あるとき．次項において同じ）に，当該瑕疵により消費者に
生じた損害を賠償する事業者の責任の全部を免除する条項

2　前項第五号に掲げる条項については，次に掲げる場合に該当
するときは，同項の規定は，適用しない．

一　当該消費者契約において，当該消費者契約の目的物に隠れた
瑕疵があるときに，当該事業者が瑕疵のない物をもってこれ
に代える責任又は当該瑕疵を修補する責任を負うこととされ
ている場合

二　当該消費者と当該事業者の委託を受けた他の事業者との間の
契約又は当該事業者と他の事業者との間の当該消費者のため
にする契約で，当該消費者契約の締結に先立って又はこれと
同時に締結されたものにおいて，当該消費者契約の目的物に
隠れた瑕疵があるときに，当該他の事業者が，当該瑕疵によ
り当該消費者に生じた損害を賠償する責任の全部若しくは一
部を負い，瑕疵のない物をもってこれに代える責任を負い，
又は当該瑕疵を修補する責任を負うこととされている場合

　しかし，このように極端なものでない限り，損害賠償の制限も有効
であろう．損害賠償の上限制限を CAP と米国では呼ぶようであるが，
法律で医療事故の損害賠償の上限制限をつけている州法はいくつかあ

るようである（Milbank Q. 2007 Jun; 85（2）: 259-286）.

　日本の場合は健康保険診療という別途の契約に基づいて診療が行われるのが通常であるので，別途の配慮も必要であろうが，一つの試みとして参考にしていただきたい.

　ところが，どれだけ詳細な説明を行い，患者の同意をとって，同意書などの書面にサインしてもらっても，医療裁判では詳しい説明書を読み，同意書に判子をついていても，説明義務違反を言ってくることがあるし，裁判所はそれを安易に認める傾向もある.

　横浜地方裁判所平成15年9月19日判決（判例時報1858号94頁）がその代表選手である.

　患者は当時42歳の女性である. 平成12年4月頃から，前額・頬部のシミが気になるようになって，皮膚科で診療を受け，前額・頬部の「肝斑」と診断されてビタミンCやトラネキサム酸の投薬を受けた患者が，平成13年3月頃まで服薬を継続して，シミは薄くなってきていたが，その家庭の都合で通院できなくなり，後薬もなくなり，再びシミが少し濃くなり始めていたようであったため，土日も診療が可能な被告クリニック形成外科で平成13年6月9日に夫とともに診察を受けた.

　その頃のシミは，前額部と両頬にあり，両頬のシミは左右対称の位置にちょうど蝶が羽を広げたように感じられるものであり，色は淡褐色であった. そして，患者は両頬のシミの方を強く気にしていた.

　予診表には，同年3月頃まで「のみ薬」にて治療を受けていたが「ますますひどくなってきたので受診した」，「とにかくわからないので，相談したいです」として記載されている.

　医師の問診では「3年前より顔のシミがあった. 最初，額部のみのシミに気づき，高い化粧品を1年半使ったがよくならず，1年半前に

他の皮膚科受診し，内服薬（略）を 6 ヵ月続けるも，結果がいまいち
とのことで，3 月でストップした」と告知している．

　患者は，問診の中で被告クリニックの宣伝で見たレーザー治療のこ
とを口にしたことをきっかけに，形成外科担当の院長の診察を受ける
ことになった．

　院長は，「あなたのシミはレーザー 1 回できれいになる．1 週間か
10 日後には 10 歳若返る」などと述べてレーザー治療を勧めた．そし
て，患者のシミの大きさを定規で計り，レーザー治療の費用として，
額が 80 万円，両頬が各 45 万円，合計で 170 万円という数字を提示し
た．患者はこの数字に驚愕し，直ちに承諾することができなかったが，
院長の勧めに心を動かされていたことから，いくらなら用意できるの
かとの院長の質問に対し，自己の貯金の額である 80 万円なら用意で
きる旨を答えた．院長もこの金額を了承し，80 万円の費用で額・両
頬のレーザー治療が可能な状態になったが，患者は，被告クリニック
から渡されたパンフレット等の「副作用」の項目において「色素沈着」
という記載があったことを心配して，元より濃くなることはないのか
どうかを尋ねたところ，院長は，「ここに書いてあるのは旧レーザー
のことで，新しいレーザーではこういったことは心配ない」などと答
えた．

　患者は，大きく心を動かされたが，ひとまず診察を終えて夫に相談
したところ，夫も賛成したので，被告クリニックに戻り，レーザー治
療を受けたい旨を申し出た．当日院長のレーザー施術の都合もついた
ので，直ちに額のレーザー治療を行うことになった．

　当日の午後，院長が患者の額にレーザー照射を行った．レーザー照
射は額の右側から行ったが，熱さ・痛さを強く訴えたことから，途中
で麻酔を施した．また，額の右側と左側と種類の違うレーザーで照射
を行った．

59

その後，レーザー治療の内容が事前の説明と異なるとして不満を
持った患者の申し出で，患者夫婦と院長とが再度会って話をしたが，
患者が本日の額の代金だけ支払いたいと述べたのに対し，院長が額の
分だけで80万円であると応答して若干の言い争いになり，頬のレー
ザー治療はもう少し先にすることになった.

患者は，その後，会計で担当者から指示された内容で交付された「お
支払約束書」に記入して署名し栂印を押した. 同書面では，「平成13
年6月9日の被告クリニックにおける診療代840,000円は以下のよう
に分割してお支払致します」とされ，支払期日は「第1回平成13年6
月9日3,870円」，「第2回平成13年6月16日836,130円」とされて
いたが，その場では患者はその書面の意味内容を深く考えなかった.

患者は，不満と不安を抱きながらも，指示されたように通院して治
療を受けた. そして，患者は，6月16日に，同日の診療費5,280円
を加算し既に支払済みの3,780円を差し引いた84万1,410円につい
て，6万1,410円を被告クリニックに現金で支払い，78万円をクレジッ
トカード引き落としで支払った.

6月28日の受診時には，額の状態は，右側が色素沈着，左側が色
素脱出の状態であった. 担当した医師は，額右側の一部に熱傷瘢痕が
あると診断したうえ，レーザー治療は止めた方がよいなどと述べた.
この医師の話によって患者の被告クリニックに対する不信感は決定的
となり，間もなく被告クリニックへの通院を止めた.

そして7月12日に，別の皮膚科医院において診察を受けた. 皮膚
科医師は，患者のシミの病名を「肝斑」と診断したうえで，「左右違う
レーザー治療で，前額部の左側は色素脱出，右側は炎症性色素沈着が
生じていて，経過を観察していく必要がある」との診断をし，前額部
右側は瘢痕と色素沈着の間にあり，治療に1年はみてほしい旨を聞か
された.

患者は，このような経過から，被告クリニックに対しクレジットカードで支払った上記78万円について，7月24日に支払停止の措置をとった．

　確かに裁判所の事実経過の認定を前提とすれば，ひどいクリニックであり，これなら損害賠償も仕方がないと読者の皆さんも思われるであろう．しかし裁判所の事実認定なんてものはマスコミ報道と同様，真実かどうかは眉唾である．一応裁判所の事実認定の手法をみておこう．

　上記の認定は患者の言い分を踏襲した認定であり，被告クリニックはこれを争っており，院長も被告代表者尋問において同様の供述をしている．

　しかし，裁判所は「患者はレーザー治療に興味はあったが知識がなかったことから，当初は，わからないので相談したいという意思であったと認められる．それが，院長の診察を受けたことにより，80万円という自己の貯金をはたいた高額な治療であってもレーザー治療を受けたいという気持ちになったのであり，また，治療直後には患者は，大変な痛み等を味わって強い不満を持ったものであるから，院長の話がシミを強く気にしている患者に対し強い誘因になる魅力的なものであったのであろうと推測するのが合理的である」と認定している．高額の治療費を払って痛い治療を受けたのだから医者が強く勧めたといった認定で，こじつけの感を否定できない．むしろ通常より低額で引き受けざるを得ないほど患者の要望が強かったことも考えられるし，痛くても受けたということは十分リスクや副作用について納得していたととるべきであろう．

　裁判所はまた，副作用の点についても，「パンフレットには確かに一部の患者に一時的な色素沈着の副作用が発生することが記載されて

いる．しかし，全体的には，副作用はたいしたものではなく対処可能
であるというニュアンスが強く，さらに，被告クリニックでは色素沈
着が起こりにくい最新型のロングパルスレーザーを県内で初めて導入
した旨が記載されているから，院長が後者の点をセールスポイントに
していたことも十分あり得ることである．したがって，これらの各事
情を前提にすると，6月9日の診察時における院長の発言に関する患
者の供述は基本的に信用することができ，他方，この点に関する院長
の供述は採用できないというべきである」としている．

　このような認定をされるのであれば，パンフレットを作る意味はな
くなってしまう．パンフレットの内容が副作用について不十分という
なら，それだけで認定すればよいだけであって，院長を嘘つき呼ばわ
りする必要まであるのであろうか．

　また，患者が作成して院長に提示した質問事項の一項には,「レー
ザー治療を受けて，20％の方が色素沈着を起こすとうかがいました
が元のシミよりも濃くなることがあるのでしょうか」という記載があ
るのである．これなど色素沈着について十分認識があったことの動か
ぬ証拠になりそうである．ところが裁判所は「この点について，患者
は，レーザー治療の後他の医師から聞いたことを記載したもので，言
葉が足りなかったと供述している．質問事項二項は，記載内容からし
て，『術後の翌日から化粧ができるとおっしゃっていた』という主体
は院長であろうと思われるので，その意味では，一項の副作用の説明
者は院長を指していると解されないでもない．しかし，一項と二項の
表現が異なることも事実であり，また，この文書自体は，レーザー治
療後数日間診療等を受けた経過をも踏まえて作成されたものであるか
ら一項の記載はその後得た知識を前提にした質問事項と考えても不合
理ではない．よって，患者の上記供述を排斥することはできず，質問
書の記載が認定を左右するものではない」と言うのである．カルテを

事後に記載しようものなら改ざんと鬼の首を取ったように騒がれるが，患者が事後に自らに不利益なことを書いても，それは救済である．

　次に，被告が，来院時に受付で渡して読んでもらったパンフレットには副作用の点を明記しているし，診療時にも院長がこのことを説明していると主張している点について，裁判所は「まず，上記の説示に照らし，診療時に院長がパンフレット記載のような副作用の点を，レーザー治療を受けるかどうかを判断する前提として考慮すべきリスク情報という趣旨できちんと説明したとは認められない．パンフレットは，患者自身当日これを読んだことを認めているところ，それとは別に院長から診察の上前記のような説明を直接受けたのであるから，患者がこれを第一に考えたのは当然であり，パンフレットの記載をもってレーザー治療の副作用の点を説明したということはできない」としている．

　レーザーの費用の合意についても争点になっているが，被告クリニックは80万円ではなかったと主張している．額のレーザー治療のみが80万円で，両頬はサービスという合意であったというのである．裁判所は「カルテには，170万円及び100万円の各記載が抹消されて80万円になったように記載されており，170万円，100万円は全体の代金額を指すと解するのが相当であるから，その下に書かれた80万円も全体の代金額と解するのが合理的である．ちなみに，その右側の『Total は170万であるが，頬部はまけてほしいとのこと』との記載や，『両頬類のシミは，サービスで夏休みにすることになった』との記載は，合意内容をそのまま記載したものではなく，院長の主観的な考えを記載したものと理解するのが相当である．よって，これらの記載が上記認定を左右するものではない．

　さらに，『お支払約束書』の記載は，被告主張に沿うものである．しかし，前記の通り，レーザー治療直後に80万円の趣旨について患

同意書の意味

者と院長との間で言い争いになったことからして，当初の合意がそこ
で変更されたとはいえず，患者に院長の認識に同意する気がなかった
ことも明らかであるから，会計手続上の書類として作成された約束
書によって患者が院長の考えに同意したとは認められない」としてい
る．

　とにかく一から十まで一方の主張が正しく，あとは書面があろうが
判子をついていようが関係ないという認定手法で，結論先にありきな
のであろう．

　本件では患者が債務不存在確認請求をしている．これはこの裁判が，
患者側から診療費は払わなくてもよいという主張をしているところか
ら出てくる問題である．債務不存在確認訴訟は，医療事故を言い立て
て暴れる患者がいる場合などに，医療機関側から申し立てる場合もあ
る．

　本件では，まず，患者の額及び両頬のシミが「肝斑」かどうかが問
題になる．肝斑の場合はレーザーは少なくとも一過性にかなり悪くな
ることが多く，避ける方がよいからである．被告は，老人性色素沈着
症（老人性色素斑）又は上皮性母斑であると主張している．

　正直，私は皮膚科医なので，肝斑は内服でよいし，母斑や老人性の
シミにレーザーで何十万もかけるのはどうなんだろうかとも思う．

　裁判所は肝斑の医学文献上の知見をあげて肝斑はレーザーは無効か
禁忌，老人性色素斑には，レーザー治療は有効で，一回の使用で色素
斑はほぼ消滅するが，レーザー照射後には一過性の色素沈着が数ヵ月
続くことがあるとされていると認定している．

　裁判所は，皮膚科医の診断まで代行して以下のように認定してく
れている．「患者のシミは，前記に認定したように，40歳頃に額及び
両頬に生じた色素斑で，特に，両頬のシミは，院長の計測によれば
3cm四方くらいの面積のもので，左右対称性のものであった．そう

64

すると，患者のシミは，肝斑の典型的な部位，形態，色，大きさのものであるといえるのに対し，形態や大きさが老人性色素斑とは異なるものといわなければならない．さらに，平成12年4月に患者を診察した医師も，平成13年7月に患者を診察した医師も，いずれも患者のシミを肝斑と診断しているものであるから，これらの事情によれば，患者のシミは肝斑であったと認めるのが相当である」としているが，この認定はおそらく正しかろう．

　さらに裁判所は患者の本件診療契約の錯誤無効の主張について検討している．契約が成立しても，勘違い（錯誤）による契約は無効であるから，その契約に基づいて代金を支払ったりする義務は生じないのである（民法95条）．また，錯誤は動機の錯誤（内心での思い違い）であっても，それが相手方に伝わっていれば主張できるというのが裁判所の実務である．つまり，錯誤は本来は，Macのソフトが必要なのにwindowsのソフトをMac用だと思って買ってしまったような場合，主張できるのであるが，店頭でwindows用のソフトを「これwindowsのソフトですよね〜」と言って買ったんだったら本来は仕方がないが，ipadで使う話をしながら購入したのなら店も勘違いだとわかるんだから返品に応じろということである．

　さて裁判所は「患者は，院長の説明により，自己のシミは一回のレーザー治療できれいに治り，副作用もほとんど心配する必要はないと信じて，自己の貯金をはたいて80万円の代金でレーザー治療を内容とする本件診療契約を締結したものであったと認められる．そして，患者が本件診療契約を締結するに至った内面の動機は，院長の説明を信じたことによるものであるから，当然この動機は表示されていたものということができる．

　しかるに，肝斑については一般にレーザー治療は増悪の危険性が

あって無効あるいは禁忌とされていたものであった．そして，被告ク
リニックにおいても肝斑と診断した患者については一般の医学的知見
に従いレーザー治療をしていなかったものと認められる．そこで，患
者が肝斑とレーザー治療との関係を知ったならば当然本件診療契約を
締結することはなかったと考えられるのみならず一般人においても同
様と考えられるものである．そうすると，本件診療契約においては，
対象となる治療行為の持つ客観的な性格とそれに対する患者である原
告の認識，すなわち契約締結の動機との間に食い違いがあったことに
なり，その食い違いは契約の要素の錯誤というべきであるから，結局，
本件診療契約に係る患者の意思表示は要素の錯誤により無効というべ
きである」とした．

　そして，したがって，本件診療契約は効力がなく，患者は同契約に
基づく診療代金の支払義務を負わないから，この点に関する患者の債
務不存在確認請求は理由があると結論づけている．

　さらに患者側は損害賠償請求もあわせて行っている．

　裁判所は「患者のシミに対する治療は，主として審美的な観点から
行われたものと認められるからいわゆる美容医療の範囲に入るものと
いうことができる．美容医療の場合には，緊急性と必要性が他の医療
行為に比べて少なく，また患者は結果の実現を強く希望しているもの
であるから，医師は，当該治療行為の効果についての見通しはもとよ
り，その治療行為によって生ずる危険性や副作用についても十分説明
し，もって患者においてこれらの判断材料を前提に納得のいく決断が
できるよう措置すべき注意義務を負っているというべきである．

　本件においては，患者のシミは肝斑であって，肝斑にしては一般に
レーザー治療は増悪の危険性があって無効あるいは禁忌とされている
ものであったから，仮に患者が当該治療を希望した場合であっても，

院長はこれらの点を十分に説明し，患者自らが納得のいく決断をすることができるよう措置すべき注意義務を負っていたというべきである．

　しかるに，院長は，患者に対し，患者のシミはレーザー治療一回できれいになり，副作用などの危険性もほとんどないなどと説明して，レーザー治療を勧め，肝斑に対するレーザー治療の危険性については全くといってよいほど説明をしなかったというべきである．その結果，患者は院長の説明及び勧誘に従って代金80万円でレーザー治療を受ける決断をしたものであるから，院長には上記の説明義務違反があったというべきである．したがって，本件のレーザー治療によって患者に損害が発生した場合には，被告は民法44条の規定（これは医療法人の理事によって被った損害を法人に請求できるという規定）に基づきその損害を賠償すべき義務を負うことになる．

　なお，院長がそのような説明義務を果たさなかったのは，そもそも同院長が患者のシミを肝斑と判断していなかったことによるものと考えられる．その意味では，被告クリニックは患者のシミについての診断を誤ったということができる．したがって，そのこと自身を過失と捉えることもできるが，患者は説明義務違反を請求根拠として主張しており，説明義務の局面で考えても同院長に説明義務違反があることは明らかであるから，本件では，説明義務違反に基づき被告について不法行為に基づく賠償義務を認めることができる」としている．

　裁判所はさらに損害については，被告クリニックにおけるレーザー治療によって色素脱出（前額部左側）及び炎症性色素沈着又は炎症後色素沈着—前額部右側—が生じたものと認められるが，患者の炎症後色素沈着は，適切なレーザー治療においても現れることがある一過性色素沈着の状態を超えて，禁忌とされる理由である副作用に該当する

67

状態に至っているものと認められ，また色素脱出もレーザー治療の副作用に該当するものと認められる．したがって，これらの副作用の治療のために要した費用は，本件のレーザー治療と相当因果関係のある損害と認めることができる．また，被告クリニックにおける治療費は，上記の説明義務違反がなければ発生しなかったものと認められるから，これによる損害にあたるということができるとして，被告クリニック関係の治療費は全額が本件の説明義務違反と相当因果関係のある損害と認められるが，その後で受診した他の医療機関治療費は，従来から存在した肝斑自体の双方に対する治療費が含まれると半分認められるとした．これに慰謝料50万円の56万395円を認容している．

皮膚科医の私から言わせれば，肝斑の誤診事案という単純なケースであるが，パンフレットをわかりやすく作っても裁判では容易に覆されてしまうことがよくわかる事案といえよう．しかし，調停事件などで担当する事案をみると，美容関係の説明パンフレットはあまり副作用等厳しく書いていない．患者が逃げることをおそれてかと思うが，やはり危機管理の観点からはよくないと思われる．いきなりのような施術も避けたいところである．80万円即日で契約するような人間は，取引の相手として信用できるといえるか考える必要があろうし，そのような相手と契約をする以上は美容でなくても十分な情報提供と証拠が必要であろう．ましてや施術は少し冷却期間をおくべきであろうか．もっとも消費者契約法の施行後は，約束をしても消費者は平気で破ってよいとの法律上のお墨付が得られたようなものである．このような点からも，履行をすぐにしてしまうことが増えているようにも思う．消費者契約法はいろいろな意味で愚法悪法である．

患者の契約違反（言うことを聞かない患者）

　医師（医療機関）と患者の関係が契約であれば，双方に権利と義務があるはずである．では，患者が医師の指示に従わず，診療契約の履行を妨害する場合はどうなのだろうか．

　一般に患者は，たとえ良い人であっても医師の言うことはあまり聞いていない．糖尿病やアルコール性肝炎の患者などは，医師の言うことを聞かないことが直ちに疾病につながっているようなもので，それ自体が依存症という病気という見方も可能であろう．

　医師は，患者がきちんと受診しない，言うことを聞かない場合に，患者の自己責任であると考えがちである．とりわけ，裁判所のように患者の自己決定権などを振りかざして説明義務違反で高額の損害賠償を認容する裁判官などは，さぞかし患者の自己責任を重視するのだろうと思うかも知れない．ところが，現実は逆である．

　社会資源である医師は，言うことを聞かない患者の説得に，通常の患者にまして多大な労力を費やすことになる．重症患者の診察の回数をその分減少せざるを得ず，最新知見を習得する時間が削られ，睡眠時間が減って手術の際の集中力が減少し，外来では説明をはしょらざるを得なくなる．言うことを聞かない患者も患者であり，その患者の命のために医師は懸命に説得をするが，そのための犠牲は医師だけにとどまらない．

　大阪地方裁判所平成 19 年 7 月 30 日判決（判例時報 2017 号 110 頁）は，C 型肝炎ウイルス検査についての医師の説明・説得義務違反により患者の死期を早めたとして，遺族の医師及び所属病院に対する慰謝料請求が認容された事案であるが，裁判所が，医師を社会資源として

69

患者の契約違反（言うことを聞かない患者）

みていない好例であるので紹介したい.

　本件は，49歳の男性患者（刺青がある）が診療所を受診していたところ，Ｃ型肝炎を疑わせる検査結果等から，医師は患者に対するその鑑別診断及び治療を行うべき注意義務を負っていたにもかかわらず，これを怠って患者のＣ型肝炎を放置したため，患者がＣ型肝炎から肝臓癌に進行し，死亡するに至ったと主張して，遺族らが約7,500万円の損害賠償請求を医師や医療法人に対して起こした事案である.

　平成8年に患者は被告医院において，高血圧症と診断され，その後，被告医院に通院して診療を受けていたが，平成8年11月にAST 58 IU/l（単位は以下省略）ALT 81，γ-GTP 88，ZTT 15.6 U であった．被告医師は，検査の結果が肝炎の慢性化を表すものであり，多量の飲酒歴があることからアルコール性肝炎の可能性を疑ったが，ウイルス性肝炎の可能性も否定できないと考え，患者に対し，肝炎ウイルスに感染している可能性があることを説明し，肝炎ウイルス検査の受検を勧めた．しかし，患者は医師の勧めに従わず，受検しなかった.

　その後，平成11年1月まで患者は被告医院には受診していない.

　平成11年1月6日から平成12年11月25日までの間，1ヵ月に1,2回，患者は被告医院に通院し，高血圧治療薬（ロプレソール，アダラート）の投薬を受けたが，この間，患者が被告医師の診察を受けたのは平成11年11月12日のみであり，特に肝機能については患者も問診上，異常等の告知はなかったようで問題になっていない.

　同年12月8日にはAST 197，ALT 128，LDH 528，ZTT 15.8，γ-GTP 609 であった．被告医師は，γ-GTP 値が異常に高く，MCV 値も高いうえ，GOT 値及び GPT 値も非常に高かったことに加え，患者が常日頃からアルコールを摂取していたことから，アルコールによる慢性肝炎と診断し，患者に対し，アルコール性肝炎が命にかかわるこ

ともあると説明して禁酒を指示するとともに，強力ミノファーゲンを投与し，さらに，高血圧治療薬（ロプレソール，アダラート）に加え，肝機能改善薬（ウルソ）を処方した．また，被告医師は，患者に対し，C型肝炎ウイルス検査の受検を勧めたが，患者はこれを拒み受検しなかった．被告医師によれば，患者はアルコール臭をさせ，赤い顔で受診していたという．

さらに，患者は，同月26日，被告医師の診察を受けた．血圧は148／92mmHgであり，尿検査の結果は，PHが6，ブドウ糖が3+，たん白質，潜血，ウロビリノーゲンがいずれも−であった．

患者は，平成13年1月11日から平成15年6月12日までの間，1ヵ月に1，2回，被告医院に通院し，高血圧治療薬（アダラート，ロプレソールに代えてセロケン）及びウルソの投薬を受けた．

被告医師は，診察の際，患者に対し，禁酒及びC型肝炎ウイルス検査の受検を勧めたが，患者はこれに応じなかった．そして，この間，患者は，被告医院から，保険証の提示を何度も求められていたにもかかわらず，ほとんど持参しなかった．この間の診療録によれば，患者が毎日アルコールを飲んでいる旨が記載されている．平成14年2月19日には，患者は朝からめまいと頭痛がすると訴え，被告医師に血糖の検査予定であると言われたが，結局，受検しなかった．

平成15年7月1日受診時には，尿検査の結果は，PHが5，ブドウ糖が3+，たん白質，潜血，ウロビリノーゲンがいずれも−であった．医師は，患者に対して，食事及びアルコールの減量を指示するとともに，体重の減少が顕著であるから胃腸検査が必要であるし，検便（大腸癌検診）や腹部CT検査も必要であると説明した．しかし，患者は，処方された高血圧治療薬（アダラート，セロケン）及び肝機能改善薬（ウルソ）のみを持ち帰り，検便採取キットは不要であるとして持ち帰らなかった．

患者の契約違反（言うことを聞かない患者）

　平成 15 年 7 月 22 日，血液検査の結果は，GOT 48，GPT 41，γ-GTP 158，A/G 0.9，T-ch 109 mg/dl，血糖値 371 mg/dl，HbA1 が 9.8％であり，被告医師は，糖尿病が増悪傾向にあると判断し，患者に対し，高血圧治療薬（アダラート，セロケン）及び肝機能改善薬（ウルソ）に加え，血糖下降剤（オイグルコン）を処方するとともに，禁酒及び 2 週間後の血糖検査の受検を指示した．8 月 5 日血糖検査，BS 201，HbA1C 9.2 であった．被告医師は，患者の体重が 2kg 減少したため，胃腸の検査，腹部 CT，検便の指示をしたが，患者は，それ以上の検査を受けなかった．

　患者は，平成 15 年 8 月 27 日から平成 17 年 6 月 3 日までの間，1 ヵ月に 1，2 回，被告医院に通院し，高血圧治療薬（アダラート，セロケン），肝機能改善薬（ウルソ）及び血糖下降剤（オイグルコン）の投薬を受けたが，患者はアルコールを毎回飲んで来院していた．また，患者は，平成 16 年末までの間，被告医院から，保険証の提示を何度も求められたにもかかわらず，ほとんど持参しなかった．

　患者は，平成 17 年 6 月 14 日，2，3 日前から黄疸が出るようになり，たばこを吸うことができなくなったと訴えた．医師は，精査が必要であると説明し，血圧測定，心電図検査，尿検査，血液検査，C 型肝炎ウイルス検査，腫瘍マーカー検査（PIVKA II）を実施した．

　血圧は 138/82 であったが，尿検査の結果は，PH が 5，ブドウ糖が 4+，たん白質が +，潜血が −，ウロビリノーゲンが「正」であった．6 月 17 日には黄疸を認め，また，腹部エコー検査を実施したところ，腫瘤の陰影を多数認めた．医師は C 型肝炎の可能性が大きいと判断し，他の病院へ紹介した．このときの検査では HCV 抗体 >100，PIVKA II が 5,609 であった．

　患者は，平成 17 年 6 月 20 日に，総合病院消化器外来を受診し，同月 22 日に入院した．

腹部CTによると，腫瘍はS4から肝門部，肝外へと突出し，圧排により肝内胆管が拡張していることが認められ，さらに，右葉の密度が不均一で腫瘍が広範囲に存在しており，肝臓癌はステージIVA～IVBに進行していることが認められた．減黄目的で肝左葉からPTCDを施行し，肝臓癌に対しAAGを施行したが，門脈は右枝が閉塞し，左枝も右後枝から伸びる腫瘍が入り込んできていたため，TAEの実施は不可能と判断され，抗癌剤の動脈注射のみを行った．その後も，治療が行われたが治療効果はみられず，患者は同年8月13日に死亡した．

なお，患者は，総合病院入院時，飲酒習慣として，1日平均日本酒3合から5合，ウイスキーボトル半分であったが，入院1ヵ月前からは飲酒が進まず，減らしていたと説明していた．

また，患者は，同病院入院中，看護師に対し，「肝機能障害の指摘を以前から受けていたが飲酒は止めれず，内服だけは飲んでいた」（同年6月22日），「こんな肝臓治っても酒飲めんかったら一緒やな．酒はよく飲んでた．前行ってたクリニックも採血定期的にせなあかんって言われてたけど，受診するのも待ち時間が長いし．自分で薬って書いて薬だけもらってたんや．もっと早く採血すればよかったんやろうけど，でも先生も何も言ってくれんかったしな」（同月11日）と述べた．

なお，患者の妻は，平成4年頃，かかりつけの病院でHCVキャリアであることが判明し，平成13年から平成14年頃，C型慢性肝炎を発症したため，医師からインターフェロン療法を勧められているが，同療法を受けておらず，強力ミノファーゲン等の投与による治療を受けている．

裁判所は，「平成8年検査について，検査の結果が肝炎の慢性化を

患者の契約違反（言うことを聞かない患者）

表すものであり，アルコール性肝炎の可能性を疑ったが，ウイルス性
肝炎の可能性も否定できないと医師も考えていたことや，アルコール
性肝障害と考えられていた症例の一部に肝炎ウイルスの関与が証明さ
れており，このような症例は，アルコール性肝障害とウイルス性肝炎
の合併と分類されていること，したがって，純粋なアルコール性肝障
害であると診断するにあたっては，肝炎ウイルスマーカーが陰性であ
るとされる必要があることからすれば，患者のように，慢性肝炎が疑
われ，その原因として，アルコールによる可能性が疑われるものの，
肝炎ウイルスによるものである可能性を否定できない場合には，肝
炎ウイルス検査を実施する必要があったというべきである」としてい
る．

　そして，「本件においては，被告医師が，患者にＣ型肝炎ウイルス
検査を勧めたところ，患者がこれに従わなかったとしても，人の生命
及び健康を管理すべき業務に従事する医師が患者の検査拒否を安易に
受け入れることは相当でない．すなわち，被告医師は，検査を拒否す
る患者に対し，改めて，Ｃ型慢性肝炎を発症しているとすれば，その
予後がどのようなものとなり，それを回避するためにどのような治療
が必要であるかを説明し，Ｃ型肝炎ウイルス検査を受検するよう説得
を試みる義務（以下「説明・説得義務」という）を負うというべきであ
る（なお，説明・説得義務が尽くされても検査拒否の態度が変わらな
い場合には，それ以上に検査を実施する義務があるといえないことは
当然である）．しかるに，被告医師は，患者に対し，Ｃ型肝炎ウイル
スに感染している可能性があることについて説明したものの，感染し
ていた場合にＣ型慢性肝炎の予後が重大なものであるため，その治
療が必要であると説明し，改めて，Ｃ型肝炎ウイルス検査を受検する
よう説得を試みることはなかった（被告医師も，本人尋問において，
改めてこのような説明・説得を行わなかったことを自認している）か

ら，説明・説得義務を尽くさなかったものということができる．

　また，被告医師は，平成12年検査の結果，特に，γ-GTPが異常に高い値を示していたことなどから，患者について，アルコール性の慢性肝炎と診断し，そのための治療を開始した．そして，患者がアルコールを多飲していたことに加え，γ-GTPが異常に上昇していること，MCV値が上昇していることから，患者がアルコール性肝炎であったことは否定できない．

　しかし，前記医学的知見によれば，アルコール性肝障害と考えられていた症例の一部に肝炎ウイルスの関与が証明されており，アルコール性肝障害とウイルス性肝炎の合併と分類されていることからすれば，平成12年検査の結果，特に，γ-GTPが異常に高い値を示していたことが，肝炎ウイルスの関与を否定する根拠にはなり得ないというべきであり，この時点においても，やはり，患者に対し，Ｃ型肝炎ウイルス検査を実施する必要性は存在していたと認められる（被告医師自身，本人尋問において，この時点でもＣ型肝炎ウイルス検査の必要性があったことを否定していない）．これに加え，平成12年検査の結果は，GOT，GPT，γ-GTPの値がいずれも基準値を上回る異常値を示し，GOT＞GPTに転じていること，A/G比が1.1まで低下し，ZTTも高値を示していたというのであり，前記医学的知見に照らせば，患者の肝機能障害が相当悪化していたことがうかがわれるのであるから，Ｃ型肝炎の合併を鑑別するため，Ｃ型肝炎ウイルス検査を実施する必要性は，平成8年検査の時点よりも一層高まっていたと認められる．

　そうすると，被告医師の説明・説得義務もより一層強まっていたというべきであるが，実際には，被告医師は，患者に対し，Ｃ型慢性肝炎を発症しているとすれば，その予後がどのようなものとなり，それを回避するためにどのような治療が必要であるかを説明し，Ｃ型肝炎

患者の契約違反（言うことを聞かない患者）

ウイルス検査を受けるように説得しなかったのであるから，説明・説得義務を尽くさなかったというべきである」として医師の説明義務違反を認定している．

　説明していたら果たしてこの患者は検査を受けて早期発見，早期治療につながったのであろうか．

　裁判所は「患者は，被告医院に通院するもほとんど医師の診察を受けず，飲酒して通院することが多く，保険証を何度言われてもほとんど持参しなかったうえ，被告医師の検査指示に応じず，医師にアルコール性肝炎と指摘され，生命にかかわることがあるとして禁酒の指示を受けながらも，自制できずに多飲を継続しており，結局，黄疸が出て，タバコが吸えないなど，顕著な身体的不調がみられるようになって初めて，被告医師による精密検査の指示に応じたという経緯が認められる．

　そうすると，平成8年検査の結果が異常値を示すものであったものの，患者に身体的不調がいまだみられなかったことからすれば，被告医師が，説明・説得義務を尽くしていたとしても，患者がこれに応じてC型肝炎ウイルス検査を受検した可能性は低かったと考えることができる」「また，平成12年検査についても，平成8年検査よりも肝機能障害の悪化をうかがわせるものであったものの，患者に身体的不調がいまだ見られなかったことからすれば，被告医師が，説明・説得義務を尽くしていたとしても，患者がこれに応じてC型肝炎ウイルス検査を受検した可能性は，やはり，高くなかったというべきである」として，この点はまっとうな判断をしている．

　そして，裁判所は「仮に，患者がC型肝炎ウイルス検査を受検した場合，C型肝炎ウイルスに感染しており，患者の肝炎がC型肝炎と

アルコール性肝炎の合併であったことが判明していたと考えられるが，患者の前記のような受診態度に照らせば，平成8年検査及び平成12年検査のいずれの時点においても，患者がインターフェロン療法を受けた可能性は高くなかったというべきである．また，患者の妻自身，C型肝炎を発症して5，6年経過し，本件患者の肝臓癌が判明してから1年半以上が経過した時点（その間に患者の肝臓癌による死亡をも経験している）においても，なお，いまだインターフェロン療法あるいはリバビリンとの併用療法を受けていないことは，本件患者も，C型肝炎の発症を知ったからといって，インターフェロン療法を受けたといえるか疑問を抱かせる事情といえる．さらに，患者が，アルコール性肝炎が生命にかかわるとして禁酒を指示されてもこれに従わず，総合病院において治療中であったにもかかわらず，『肝臓治っても酒飲めんかったら一緒やな』と述べるなど，強い飲酒傾向を示していたこと，前記医学的知見によれば，インターフェロン療法を実施する際には禁酒が必要不可欠であると認められることからすれば，患者が禁酒を伴うインターフェロン療法を敬遠していた可能性があったことも否定できない」「そして，本件患者については，上記の通り，禁酒できたか疑問があるうえ，ウイルス量が極めて多かったから，仮に，平成8年検査の結果を受けて，多飲を続けていた患者がインターフェロン療法を受けたとしても，その肝炎が治癒した可能性は決して高くなかったということができる．また，平成12年検査の結果によれば，その肝機能障害は極めて進んでおり，前記医学的知見に照らせば，肝硬変に至っていた可能性も否定できないことからすれば，この時点においては，インターフェロン療法を受けることによって，多飲を続けていた患者の肝炎が治癒した可能性は低いものであったと認められる．なお，前記医学的知見によれば，平成14年12月以降，インターフェロンとリバビリンの併用療法について健康保険が適用される

患者の契約違反（言うことを聞かない患者）

ようになったが，この時点では，既に患者の肝細胞癌が発生していた
か，その直前の状態にあったことがうかがわれるから，やはり，上記
併用療法の実施によって治療効果が期待できたとはいい難い」「前記
医学的知見によれば，肝臓癌の早期発見のためには，腫瘍マーカー検
査及び画像診断が有効であるが，患者の前記のような受診態度を前提
にした場合，患者がこのような定期的な検査に応じていたか疑問が残
る」として，一見因果関係を明瞭に否定するような事実認定をしてい
る．

　ところが，結論としては「以上の検討によれば，被告医師が，平成
8年検査及び平成12年検査の後，患者に対し，説明・説得義務を尽
していたとしても，C型肝炎ウイルス検査を受けず，あるいは，イン
ターフェロン療法を受けず，あるいは，インターフェロン療法を受け
てもその効果が得られないまま，肝臓癌の早期発見のための検査を定
期的に受けることもなく，本件と同じ経過をたどって死亡していた可
能性が高く，患者が，その死亡の時点において，なお生存していた高
度の蓋然性を認めることは到底できない．もっとも，被告医師におい
て，平成8年当時，患者に対し説明・説得義務を尽くしていれば，患
者がこれに応じてC型肝炎ウイルス検査を受け，C型肝炎ウイルス
に感染していることが判明してインターフェロン療法を受けて一定の
成果を上げ，死亡の時点で生存していた可能性も相当程度にはあると
いうことができる．平成12年時点においても，肝機能障害が相当悪
化していたことはうかがわれるものの，被告医師において説明・説得
義務を尽くしていれば，検査・治療が行われることにより，死亡の時
点でなお生存していた相当程度の可能性は認めることができる」とし
て，慰謝料他277万円を認容している．

言うことを聞かない患者は，言うことを聞かないからといって，医師はなかなか見捨てないし，患者にあわせながら，患者が希望している部分だけでも治療を行ってやるものである．そのような医師の優しさが裏目にでるのが，現在の医療訴訟の現実である．

　かたや自己決定権を振りかざし，詳細な説明義務を医師に要求しながら，患者の自殺行為とも言える不摂生には全く目をつぶり，高額の損害賠償（約300万円というのは，看護師や若い勤務医が1年間ただで働く金額である．しかも損害賠償については税金はかからないのである）を認める裁判所，本当にどうにかならないのだろうか．

　また，われわれは，言うことを聞かない患者は，爆弾であると認識して，早期に転院を勧めるべきであろう．医師の治療方針に従わないなら強く転院を勧告すればよい．その際にはトラブルになること必至であるが，患者が元気なうちに関係を絶てば，訴えられても損害も少ないというものである．

専門外の診療

　現在は専門医制度も多数存在し，医療訴訟も多いことから，医師は専門外の患者を診ることを嫌うようになった．もっとも，患者の方は，信頼している他科医のアドバイスなどの方が喜ぶし，むしろ信用するようである．中には，専門医の診断や治療方針を検査技師などに相談する患者すらいる．このような場合は論外だが，他科の医師の意見も参考にするのは場合によっては良い場合もあろう．他科の医師の視点から出た疑問を専門医が氷解させるだけの知見があれば，それを説明すればよいのである．日医が「かかりつけ医」を推進しているが，このようなシステムや考え方を厚生労働省も推進すれば医療費も効率的に使え，患者があやしげなWebサイトの悪質ビジネスによっておかしな道に誘導されるのも防ぎうると思われる．

　さて，ある程度の規模の病院で，医師が専門外の患者，あるいは合併症を発見した場合にどのような対処をとるべきであろうか．東京地裁の裁判例を一つ示しておく（東京地方裁判所平成19年8月24日判決，判例タイムズ1283号216頁）．

　この事件の患者は薬剤師・臨床検査技師の資格をもっている女性である．死亡時59歳．平成13年8月から，高血圧及び糖尿病の治療等を目的として，継続的に大学附属病院（地域がん診療拠点である）に14回通院していたところ，平成14年7月に大腸癌が発見されたが，その時には既に肝臓及び肺に転移があり，全身状態も悪化していたため，手術，放射線療法及び化学療法の適応がなく，同年8月20日に死亡したという事案である．

専門外の診療

　これに対して相続人である原告らが，担当医師らが，患者の大腸癌を見落とし，適切な治療を怠ったためであるとして，7,810万円余を大学側に請求したのである．

　裁判所の認定では，患者は，あまり体調が良くない時でも騒がず，我慢強い性格で，被告病院を訪れる以前から，血圧が高く，家庭用試薬による検査の結果では尿糖が出ている状態であり，患者自身も，高血圧症及び糖尿病の疑いがあることを認識していたものの，特に病院での診療等を受けることもなく生活していたが，平成13年8月中旬頃に血圧を測定したところ，最高血圧が200近くあり，また，その数値を見た家族らから強く説得されたこともあって，被告病院を受診することとなったという．

　患者は，平成13年8月に，高血圧を主訴として被告病院の内科・循環器内科を訪れ，血圧が200/90mmHgであり，甲状腺腫大，収縮期心雑音が認められ，血液検査，心エコー検査を受け，その後尿検査で，尿糖が3+という数値であったことから行われた糖負荷試験，血液検査等で，Hb10g/dl，MCV60.6fl，MCH17.9pgと小球性低色素性貧血であると診断し，さらに貧血の原因を判断するため，網状赤血球，血清鉄，UIBCなどの項目をも追加して血液検査を実施することとした．

　さらに医師は検査の結果から，軽度左心室肥大であることの他，小球性低色素性貧血であること，血沈が39mm/hrであること，尿検査で尿糖が3+であることなどは診療にあたって特に注意すべき事項であり，次回の診察の際に忘れることがないようにと考え，赤字でその旨を内科外来診療録に記載するとともに，患者に対し，上記の検査結果について説明するとともに，少し貧血があり，その原因として，婦人科系の疾患や，胃や腸などの消化器に問題があるかもしれないので，

82

念のため，婦人科外来と，消化器の検査のために消化器科の外来を受診するように勧めたところ，患者はこれを了承した．

　平成13年10月2日の血液検査ではHbが10.7g/dlと前回の数値と比べてやや改善が認められたものの，Feが21μg/dl，UIBCが408μg/dlと鉄欠乏性貧血があり，HbA1c10.7%や75グラムブドウ糖負荷試験の結果から，重症糖尿病であると診断した．そして，糖尿病に対してオイグルコン，高血圧に対して，ニューロタン及びアムロジンを処方し，高血圧及び糖尿病について経過を観察していくこととした．

　その際，婦人科及び消化器科を受診したかどうかを確認したところ，受診していないとの回答であり，同人の貧血の程度は軽度であり，しかも少し改善していることから急いで消化器系の検査等を受けるまでの必要はないものと判断したが，念のために婦人科及び消化器科の外来を受診するよう勧め，患者はこれを了承した．

　その後，患者は，高血圧及び糖尿病の治療のため，平成13年11月1日，22日，12月20日，平成14年1月17日と被告病院の内科・循環器内科に通院し，血糖・HbA1c・尿の検査を受けるとともに，オイグルコンやアムロジン等の処方を受けるなどして，高血圧及び糖尿病に対する投薬治療等を継続した．患者は，平成13年11月1日の診察の際には，当初はめまい，動悸があったが，最近はなく，気分良好であるなどと述べ，同月22日の診察の際には，薬服用後に寒い感じがあり，手足の寒さ，冷える感覚があるなどと述べた．

　また，医師は，平成13年11月1日の診察の際に，その後消化器科外来等を受診したかどうかを確認したところ，受診していないとのことであったことから，受診しない理由を尋ねたが，同人は曖昧な返事をしたのみであった．

　医師は，平成14年2月25日，処方されたアムロジンを服用すると

専門外の診療

下痢をするとの訴えがあったことから，アムロジンをアテレックに変更して，整腸剤を処方した．医師はこのときに，下痢が消化器系の疾患，場合によれば癌から生じている可能性をも考え，患者に消化器科外来等の受診について再度確認したところ，いまだ消化器科等を受診していないとのことであったことから，同人に対し，消化器科を受診するように勧め，他の病院で知っているところがあればそこで診察して頂いても結構ですからなどと言ったところ，患者はこれを了承した．

平成14年3月25日の診察の際，患者は，薬の変更後は全身状態が改善し，倦怠感も消失し，良くなってきていると述べる一方で，便に血が混じると訴えた．そこで，医師は，便に血が混じるのであれば消化器科ではなく，外科を受診するように勧めた．

4月22日の診察の際にも，患者は倦怠感は改善したと述べたが，医師が外科を受診したかどうかを確認したところ受診していないとのことであったため，医師は少し強い口調で「何故外科に行かないのですか．今から行くように」などと言った．

また，医師は，状態は良くないと判断されるにもかかわらず，同人は症状等が改善した旨の発言しかしないことから，少し変わったところがあるとの印象を持ち，この点を，内科外来診療録には「心因的な影響か」と記載した．

ようやく平成14年5月17日，軟便，肛門の腫れ，出血を主訴として患者は被告病院外科を受診し，問診表に，軟便，肛門の腫れ，出血，下痢，血便，便が細い，お腹が張る，体重が減った，良く眠れないといった項目に○を付すなどして記載した．

医師の問診に対しても，平成13年12月から肛門出血，腫れが出現し，アムロジンの副作用で下痢となった旨を述べた．そこで，外科の医師は，内痔核の存在を疑い，直腸診と直腸鏡による検査を実施したところ，肛門3時のところに内痔核が認められ，その他に出血や腫瘍

の所見が認められなかったことから，内痔核が肛門からの出血と腫れの原因であると診断し，その日はネリプロクトを処方して経過観察をすることとし，便潜血反応検査や注腸造影検査は，内痔核の症状が落ち着いてから行うこととした．カルテには「肛門括約筋の訓練，座薬で経過観察し，おちついた所で便潜血→注腸造影を」と記載している．また，下痢に関しては，過敏性腸炎等の精神的影響に基づく疾患の可能性があると考え，セルシンを処方した．

　患者は，外科医師の診察を受けるについて，被告病院内科・循環器内科において鉄欠乏性貧血と診断されていることを告げなかったことから，医師は，鉄欠乏性貧血の症状があることを知らず，紹介医である内科医師に対し，それまでの検査データ等の照会をすることもなかった．

　患者は，平成14年5月20日，内科医師の診察を受け，痔で外科受診をして良くなった旨の報告をした．また，同月31日には，被告病院の外科の診察を受け，大分楽になり，疼くような感じがなくなってきたと述べた．

　平成14年6月7日の診察の際，患者は，軟便を良くしたい，ピンク色の便が出るとの訴えをしたため，再び直腸診と直腸鏡による検査を行ったが，内痔核及び肛門周囲は初診時に診たときより改善しており，出血や腫瘍の所見は認められなかった．そこで，便潜血検査を実施し，タンナルビン及びビオフェルミンを追加処方した．

　平成14年6月21日には，軟便が続いている，胃が重い，舌が荒れているとの訴えがあったことから，胃内視鏡検査を勧め，同年7月15日に同検査を行うこととした．また，医師は，軟便の原因としては，機能性のものが考えられると判断してポリフル（過敏性腸炎治療剤）を追加処方した．大学側は，このときに注腸撮影を勧めたが拒絶したと主張したが，カルテ記載がないことなどから認定されていない．

85

専門外の診療

　平成14年6月24日，高血圧及び糖尿病の治療のため内科医師の診察を受けた．同日の内科外来診療録には，患者は顔色は蒼白であり，瞼結膜はひどい貧血である旨の記載がある．医師は，平成14年7月5日の外科の診察において，便についての症状はポリフルで軽快したと述べたものの，貧血と浮腫が気になると訴え，その顔色が青白く，貧血を疑わせる所見が存在したことから，癌を疑い，腫瘍マーカー（CEA，CA19-9）などの血液検査を行うこととした．

　同年7月15日，同年6月21日に予約した胃内視鏡検査を受けたが，食道炎の所見があるのみで明らかな異常所見は認められなかった．しかし，7月5日の診察時に行った血液，生化学，腫瘍マーカー等の検査で，Hbが6.2g/dlと重度の貧血であることが判明し，肝機能障害も認められたうえ，CEA及びCA19-9が，それぞれ500ng/ml以上，5,000U/ml以上と測定上限を超える異常高値を示したことから，急遽，腹部エコー検査，胸腹部レントゲン検査を行ったところ，エコー上で多発性，びまん性の肝転移が認められ，レントゲン上においても多発性肺転移及び横隔膜下モリソン窩の腹水貯留が確認され緊急入院となった．

　7月23日に行われた大腸内視鏡検査で，直腸RS部に原発巣としての直腸癌（全周性の隆起を伴う癌）の所見が認められ，同月25日には，大腸内視鏡検査の際に実施した生検の結果，高分化型腺癌との診断がされた．

　肝臓への多発性・びまん性転移があり，肺への転移も認められたうえ，全身状態も悪化していたことから入院時には既に手術及び抗癌剤治療等の適応がなく，保存的，末期治療を行うも，入院後は徐々に全身状態が悪化し，平成14年8月20日，転移性肝癌，直腸癌，肝不全等により死亡した．

裁判所は，補足的事実認定として「平成 13 年 11 月以降，平成 14 年 4 月に至るまで客観的には貧血が進行し，肝臓や肺の転移巣も増大していることから，動悸，倦怠感等といった自覚症状も悪化しているのが通常であるにもかかわらず，医師に対して動悸や倦怠感が改善していると告げていることからすると，患者は，医師に対して自覚症状を正確に伝えていなかった可能性があることなどからすると，医師の診療を受けることが嫌いであったか，あるいは診療を受けることについて消極的であったといわざるを得ない」といった事実認定も加えている．

　裁判所は医学的知見については，おおむね文献や鑑定人の見解に依拠して認定しているが，大腸癌の肝転移患者の自然予後について，証拠として提出された文献を縷々検討し，B. Wood らが結腸直腸（大腸）癌が原発の肝転移患者 113 人を対象に行った自然予後に関する調査によると，肝両葉の広範囲に転移した患者をグループ 1，肝の一つの区域または葉に限局した転移巣が幾つかある患者をグループ 2，肝に孤立した転移巣がある患者をグループ 3 と分類した場合の各グループの平均生存期間は，グループ 1 で 3.1 月，グループ 2 で 10.6 月，グループ 3 で 16.7 月であるとされていることなどを認定資料としている．

　最大の争点となった，外来患者に他科受診が必要となった場合にとるべき措置について裁判所は適切な認定をしている．

　裁判所はまず「一般に，患者は医学的知識に乏しく，どの診療科を受診すべきか判断する能力を欠くのが通常であるから，医師は，診療に訪れた患者が，医師が通常有すべき医学的知見に照らして他科領域における診察ないし検査が必要な状態にあると認められる場合には，当該患者に対し，他科の受診を勧めるべき義務を負うものというべきである．そして，この義務は，診療契約に基づく付随的な義務として

専門外の診療

契約上の義務の内容となり，これを怠った場合には債務不履行責任が生じると解するのが相当である」として一般的に他科受診を勧める義務を定立している．

原告らは，「医師が患者に他科領域における診察等を要する疾病等の疑いがあると認めた場合，医師は，他科の受診を勧めるだけでは足りず，他科の医師に患者の状態を説明し，必要とされる診療行為の内容等を告知して，その受入先の承諾を得たうえで，適切な治療等を受けるべき時期を失しないよう，適宜の時期に，患者の転医，転科（兼科）措置をとるべき義務を負う」と主張していたが，裁判所は「被告病院のように多数の診療科を有する総合病院に勤務する医師が，外来として担当診療科を受診した患者に他科領域における診察等を要する疾病等の疑いがあると認めた場合，医師は患者に対し，他科領域における疾病等の疑いがあり，他科を受診する必要があることを具体的に示して他科の受診を勧めれば，患者はその勧めに従って他科を受診するものと期待することがあながち不合理であるとはいえず，これによって，適切な診療等を受ける機会を失することは回避することができるし，本件のように，患者が医師の勧め，あるいは指示に従わないことがあったとしても，それは，患者自身が他科の受診をしないことを決定したもの（他科受診の機会を放棄したもの）といわざるを得ない」「また，医師が患者に他科の受診を勧める場合に，診療情報提供書（院内診察依頼・報告書等）を作成するなど，患者の状態や診療の経過等を他科の医師に伝えるための措置をとることはもとより望ましいことではあるが，それらの事実等は他科領域における問診等の通常の診療手続によって容易に判明することも少なくないことなどからすると，他科の受診を勧める場合には，患者において診療情報提供書等の作成を依頼したなど，特段の事由があるときを除き，医師に診療情報提供書を作成するべき診療契約上の義務があるとまではいうことができない」と

医師の義務について適切な判断をしている．

　本件は，死亡時59歳とさほど高齢でもない薬剤師と臨床検査技師
の資格を有する患者であるが，このような患者に一定の知識がある点
は判決上は考慮されていない．

　裁判所は「さらに，医師が患者に他科の受診を勧める場合には，自
己の専門領域外の疾病等が疑われるからこそ，他科の受診を勧めるの
であるから，他科の診療を勧める医師に，他科領域で必要とされる検
査や診療内容等をあらかじめ判断し，これを他科の医師に伝えるべき
義務があるということができないこともまた明らかである．したがっ
て，多数の診療科を有する総合病院に勤務する医師は，外来患者に他
科領域の疾病等の疑いがあると認めた場合には，患者の状態等に照ら
し緊急に他科の診療を要することが明らかなときなど，特段の事由が
あるときを除き，他科の受診を勧めれば足り，それ以上に，患者の転
医，転科（兼科）措置を講ずるまでの義務はないものと解するのが相
当である」としている．

　裁判所は，当然のことながら，内科での大腸癌の見落としの主張に
ついては，いずれも否定している．原告は鉄欠乏貧血の血液検査にフェ
リチンを追加すべき注意義務があったとか主張したが，いずれも排斥
されている．

　しかし，平成14年5月17日について外科を受診し，同日付の問診
表に，血便，下痢，便柱の狭小，腹部の張り，体重の減少といった症
状に○を付するとともに，医師に対し，軟便，肛門の腫れ，出血を訴
えているのであって，これらの症状は，大腸癌の典型的な症状である
から，外科担当医である医師には，内痔核の存在を認めたとしても，
直ちに大腸癌を疑い，下部消化管の検査を実施（予定）すべき注意義
務があったと鑑定結果から認定している．鑑定人は，内痔核では便柱

専門外の診療

狭小という症状が生じることはなく，下痢や腹部の張りに関しても内痔核によっては説明できないのであるから，内痔核だけでは説明がつかないと言っており，裁判所は大腸癌の精査義務を認めている．

また，大学病院側は，外科担当医が外科初診時に大腸内視鏡検査や注腸造影検査を予定したとしても，これらの検査を施行するまでには1ヵ月は必要であり，その治療方針を決定し，入院となるまでにはさらに1ヵ月を要するのであるから，実際に治療が開始されるのは，5月17日から2ヵ月後の7月17日頃となり，実際の治療開始時期が早くなるわけではなく，結果回避可能性が否定されるとも主張したが，通常は消化器系の検査を予約してから1，2週間以内に検査が行われており，本件の大腸内視鏡検査は予約してから約1週間後に行われたことからは採用できないとしている．

裁判所は結局，遅くとも，平成14年5月17日から2週間を経過した平成14年6月1日頃には，大腸内視鏡検査等を実施することができ，大腸内視鏡検査等が実施できた時点で，大腸癌の診断が可能であり，緊急入院となったと認められるとしている．

すなわち，平成14年5月17日の時点で，大腸癌の存在を疑い，直ちに注腸造影検査や大腸内視鏡検査等の下部消化管検査を予約すべき注意義務があったにもかかわらず，痔が落ち着くまで経過観察することとして，上記検査の予約を行わなかったのであるから，外科の医師には，上記注意義務を怠った過失があるというべきであるとしているのである．

大腸の検査は痔疾のある患者には辛いものであるといった常識が裁判所には通用せず，外科医の配慮がわからなかったと思われる判決であるが，リスクマネジメントの観点からは，患者に大腸癌の，しかも下部直腸の癌などが生じている可能性が高いことは説明して，診療録に記載しておけばよかったと思われる．外科転科までに診療していた

内科医がポイントを上手に診療録に記載して，事後的に裁判所に説得的に説明していることと対比されたのであろう．ここまでは，あまり強い違和感はないが，過失と死亡との間の因果関係の有無については裁判所の認定は強引である．

　裁判所は経過や大腸癌のダブリングタイムを分析して「平成14年2月及び5月の下痢や血便，便柱の狭小といった症状は直腸癌を原因とするものと考えられ，平成14年5月17日当時には，既に半周性ないし全周性の直腸癌が存在していたものと認められる」としているが，この点も間違いないところであろう．さらに裁判所は，肝転移の有無等について「本件では，大腸癌の肝転移状態を裏付け，または推測することのできる客観的な画像診断，腫瘍マーカー（CEA，CA 19-9），血液検査等が，患者が死亡する約1ヵ月半前の平成14年7月まで行われておらず，また，肝転移出現時期やダブリングタイムは，患者の状態等による影響もあり，極めて個人差が大きいことから平成14年5月17日当時の肝転移の状況を推測することは困難であるが，同年7月16日のCTにおいて，広範囲にわたり多発性・びまん性の肝転移が認められていること，大腸癌のダブリングタイムの平均は約2ヵ月とされていること，大腸癌は高分化型腺癌であったが，高分化型腺癌は低分化型腺癌に比して発育速度が遅いとされており，ダブリングタイムが10数日といった極端に進行の早いものとは考え難いことなどからすると，平成14年5月17日の時点で，既に肝の両葉に多発性・びまん性の肝転移が存在した可能性が高い」「また，肝両葉の広範囲に転移した患者の平均生存期間が3.1月であったとの報告があり，患者は平成14年8月20日に死亡していることからしても，平成14年8月20日の約3ヵ月前である5月17日には，肝両葉に広範囲にわたって転移が存在した可能性が高いといえる」と認定している．

専門外の診療

　すなわち，外科受診の際で既に多発性肝転移があったというわけであるが，外科医が，痔疾は無視して，直ちに平成14年5月17日に大腸内視鏡検査等を予定した場合の予後はどうかという点について，「…上記の通り，平成14年5月17日当時，肝の両葉の広範囲にわたり，多発性・びまん性の転移が存在した可能性が高い．これを前提に手術適応があった可能性につき検討するに，多発性の肝転移が生じている場合であっても，手術適応があるとされる症例もあり，平成14年5月当時の肝臓の状況を正確に把握することはできないことから，手術の可能性を完全に否定することはできないけれども，肝の両葉に広範囲にわたって転移が生じている場合には，肝全体を摘出しなければ手術の目的を達することができないことから一般的には手術の適応がないとされている．また，肝転移の手術適応は，術前診断での転移巣の個数で決定されることが多いとされているところ，平成14年7月16日のCT像からすると，同年5月17日の時点でも，相当数の転移巣があったと考えられ，鑑定人らが，肝転移は，多数の微小な転移巣が広範囲に散らばって出現するタイプである可能性が高いとの意見を述べていることも併せ考えると，平成14年5月17日の時点において，既に手術の適応がなかった可能性が極めて高いというべきである．そして，手術が不可能と判断された場合，根治は望めず，治療方法としては，生存期間の延長を目的とした化学療法のみとなるものと認められる」として手術による根治はないという認定をしている．これで，救命の高度の蓋然性は否定されるから，本来は外科医の診療後の死亡との因果関係はなく，法的責任は生じ得ないはずである．

　ところが，裁判所は「平成14年当時，大腸癌に対する化学療法として主に施行されていた5-FU+LVの奏功率は21％と低率であるが，日本人の場合にはさらに奏功率が悪いと予測されていたことに加え，

鑑定人の意見では，経験的に 5-FU+LV によって，本件患者のような
びまん性・多発性の肝転移等がある患者の予後が有意に変化すること
は期待できないとされていることからしても，5-FU+LV の化学療法
によって患者の生存期間が延長できた可能性は高いとはいえない．そ
もそも，平成 14 年当時は，日本では大腸癌に対する化学療法は標準
的治療方法とはなっておらず，本件患者に対しても，化学療法が施行
されていなかった可能性もあるうえ，施行された場合にも，抗癌剤の
感受性は個人差が大きいことから，5-FU+LV による化学療法が有効
であるかどうかは鑑定人らの意見を踏まえても不明である．また，平
成 14 年 6 月 24 日の内科・循環器内科の外来診療録には，患者の様子
について，顔色は蒼白であり，瞼結膜はひどい貧血である旨の記載が
あり，同年 7 月 15 日には抗癌剤治療に耐えられないような全身状態
であったことなどからすると，患者の全身状態は，同年 6 月頃から低
下しつつあったことが窺われ，同年 6 月初めに大腸癌を発見すること
ができたとしても，患者の全身状態が化学療法に耐えられない状態と
なっていた可能性も否定できない．さらに，5-FU+LV 療法は，通常，
単独で 1 回だけ 5-FU+LV を投与すればすぐに効果が生じるというも
のではなく，数種類の投与方法が存在し，そのうちの一つが統一的に
実施されているわけではないが，たとえば，週 1 回の 5-FU の投与を
6 週間継続することを 1 クールとして，これを何クールか繰り返すな
ど，効果が現れるまで時間を要するとされているところである．こう
したことからすると，平成 14 年 6 月初めに大腸癌を発見すること
ができ，化学療法が実施されていたとしても，患者が平成 14 年 8 月 20
日の時点でなお生存していた高度の蓋然性があるとまでは認めること
ができない」とした．

　これは，延命についての高度の蓋然性の問題についての判断である．

専門外の診療

仮に手遅れであっても，当該過失行為がなければ実際に死亡した時点よりも確実に先に死亡していたはずだという証明ができれば，それで2,000万円程度の死亡慰謝料は認めてしまうのである．死亡の蓋然性が高い患者に，無理をして手術や強力な化学療法を行うと，その治療行為自体が過失だと言われると，死亡慰謝料が生じてしまう．しかし，何もしなければ，していれば必ず延命できたという立証は困難であることが多いから，損害賠償は少なくて済む．これが法律の考え方というものであり，刑事事件では立証のハードルが高いと捜査機関は思っているから（実際は裁判になれば刑事の方が因果関係は簡単に認める傾向があるように思う）不作為はまず起訴されることはありえないのに対して，直接死亡につながる過失があれば単純で悪意のないミスでも立件することが多いのである．外科医がいなくなるのは至極あたり前なのである．

　原告らは，肝転移巣が多発性であっても，転移巣が小さければ，ラジオ波焼灼療法等による治療効果が望め，また，末期となった場合でも，PMC療法に放射線療法や局所ラジオ波焼灼療法を組み合わせることによって，長期生存が可能であったなどと主張していたが，流石にこれは当時の成績からは無理な主張であろう．裁判所は証拠文献の記載から排斥している．

　しかしながら，3名中1人の鑑定人の意見で，本件の場合，平成14年5月の段階で，化学療法（5-FU+LV）を実施することによって，生存期間が延長される効果はせいぜい数ヵ月程度であろうが，20%の確率で生存期間が延長できた可能性があるとされ，他の鑑定人2名の各鑑定意見においても，化学療法により予後が有意に変化した可能性は高くないとしながらも，生存期間が延長できた可能性はあったとされていることや，実際にも，大腸癌の多発性肝転移症例に対して，化学療法（5-FU+LV）に著効が認められ，生存期間を延長することが

できたとの症例が報告されていることなどを根拠に,「平成 14 年 5 月 17 日の時点で外科医が大腸癌を疑い,直ちに大腸内視鏡等の検査を実施(予定)していたならば,平成 14 年 8 月 20 日の時点においてなお生存していた相当程度の可能性はあったものと認めるのが相当である」と認定している.

　適切な治療行為を受けていたならば,その死亡の時点においてなお生存していた相当程度の可能性があったというケースでは最高裁平成 12 年 9 月 22 日第二小法廷判決(民集 54 巻 7 号 2574 頁)が慰謝料を認めていることをあげ,裁判所は慰謝料 150 万円を認定しているのである.

　この相当程度の可能性の理論は,最高裁の法捏造とも言えるものであり,民法の規定が過失と因果関係を独立した要件としていることを没却するトンデモ判決の最たるものである.しかもこの東京地裁の裁判例は,この相当程度の理論について 3 つの誤謬を犯している.

　一つ目は,手続上の誤りである.民事訴訟では当事者が主張しない請求権や事実は認定してはいけないルールがある(処分権主義・弁論主義という).原告らは「仮に,本件において,被告(病院の担当医)の行為と本件患者の死亡という結果との因果関係が明らかにならないとしても,被告病院が地域がん診療病院に指定されており,同一病院内でのがん治療が可能な病院であって,本件患者に対し医療水準にかなった適切な検査治療等の医療行為を施すことができる設備を有していたこと,本件患者の症状は,医学生が使用する基本的な教科書にも記載されているような大腸癌を疑うべき典型的な症状であったこと,本件患者は被告病院内科に繰り返し通院して診療を受けていたことなどからすれば,本件患者が専門医による医療水準に適った適切な検査,

専門外の診療

治療等の医療行為を受ける利益を侵害されたことは明らかであり，少なくとも精神的損害に対する賠償は認められるべきである」と期待権の主張をしていたが，前記の最高裁平成12年9月22日判決をはじめ，最高裁は期待権理論を法的利益がないと排斥しているのである．すなわち，期待権と相当程度の可能性理論は別の請求権（裁判で争われる請求権を訴訟物という）であるから，原告らの請求しない訴訟物を認容している点で，手続き違反の判決と評価しうる．

　次に，相当程度の可能性についての最高裁判例の射程範囲をこの裁判例は誤っている．相当程度について前記最高裁は統計上20％程度の「治癒率」であるが，当該患者が若年で元気であったから，後遺障害を残さず治った「相当程度の可能性もあり」などと認定しており，そのハードルは「相当程度」高いし，そもそも相当程度の延命については立証が必要であろうが，「可能性」などはどんな場合でもゼロではないから，まさにこの裁判所の判決では期待権理論への逆行である（いわゆる期待権自体は，最高裁が本件以降の平成23年に，原則的に否定している．最高裁判所平成23年2月25日判決，判例タイムズ1344号110頁）．

　三つ目に，統計的データへの誤解である．裁判官はEBMなど全くわかっていないから，このような判決を下すのであるが，奏効率が20％というのは80％は奏功しない，すなわち，「やっても効かない」という立証命題に対して，民事訴訟の心証形成に必要といわれる「高度の蓋然性」の域の立証があるということである．また，延命のエビデンスがないということは，化学療法により命を縮める者が相当程度（以上）存在するということである．このような場合に，独立した法的利益である相当程度の延命可能性を立証できたとして認定することは経験則に反するものである．

　裁判所も，それなりにバランスをとろうとしているのであろうが，

96

良い前半部分の認定にもかかわらず，後半部分がいまいちで，不適切
な判決と言える．

　相当程度の可能性の話が出たついでといってはなんだが，期待権に
ついて論及しておく．

　よく講演会などで裁判の話をすると，講演会場から，「期待権」な
どといって結果に影響しないのに賠償金を求められることになったと
いう裁判があるが訳がわからん，といった趣旨の質問が出ることがあ
る．

　医療訴訟は不法行為にしろ，債務不履行にしろ，ミスと損害結果と，
その間の因果関係が法律上の要件だから，いくらミスがあっても，損
害結果がなかったり，ミスと無関係に損害結果が生じた場合は損害賠
償義務は発生しない．

　刑事事件でも同様であり，因果関係を争って無罪になるケースがあ
る．杏林大学のいわゆる「割り箸事件」東京地裁平成 18 年 3 月 28 日
判決は，業務上過失致死罪に問われた当時の担当医に無罪（求刑禁固
1 年）の判決を言い渡したが，この判決中理由で裁判長は，十分な診
察や検査をしなかった過失を認定したが「割り箸がのどを突いて頭に
刺さっていることに気づいても，救えた可能性は極めて低かった」と
死亡との因果関係を否定している．この事件で過失を認定するなど怒
りで震える思いの諸兄も多数いるであろうが，因果関係は刑事事件で
は民事より緩やかに認定される傾向すらある中で，無罪にしただけ評
価するべきだろう．余談になるが，母親が子供を横に寝かせて，異常
に気がつかないのに，医師にはぐったりしていたから異常とみて CT
をとるべきだったという認定は，医者というものがいかに裁判官に嫌
われているかを思い知る好例であろう．

　ところが，民事裁判においては，過失行為を認定したうえで（これ
も甚だ疑問なものが多い），損害との因果関係が認定できないのに慰

専門外の診療

謝料を認めている裁判例が多々存在した.

たとえば東京地裁昭和51年2月9日判決は黄疸がでている女性患者について,胆嚢癌を疑うことなく胆石による黄疸と考えて内科医が胆石溶解療法を（昔の事件である）漫然と継続していたとして内科医の過失を認めながら,「仮に被告が黄疸出現の時点において患者を外科病院に転院させたために癌の発見がいくらか早くなったとしても,これによって死期がいくらか遅くなったであろうことは推認できるけれども,患者が死亡の結果を免れたと認めることはできない.したがって,被告の右債務不履行と相当因果関係があるのは,患者の死亡による損害ではなく,死期が或る程度早められたことによる損害であるということになる.患者が死期を早められたことにより精神的苦痛を被ったことはいうまでもない.しかし,患者が被告の債務不履行によって被った精神的苦痛がこれのみに止まると考えることは早計である.すなわち,患者としては,死亡の結果は免れないとしても,現代医学の水準に照らして十分な治療を受けて死にたいと望むのが当然であり,医師の怠慢,過誤によりこの希望が裏切られ,適切な治療を受けずに死に至った場合は甚大な精神的苦痛を被るであろうことは想像に難くない.本件の場合は,前認定の通り,患者が原告を通じて被告に対し精密検査を受けることを希望したのにもかかわらず,この希望は被告によってついに無視され,適切な治療を受けることなく死期を早められたのであるから,患者は被告の前記債務不履行により甚大な精神的苦痛を被ったものと認めるのが相当である」として100万円の損害賠償を認めている.

この裁判例を契機として,医療行為と患者の死亡等との間に因果関係の存在は証明されないが,右医療行為について医師の過失が認められる場合に,医師の賠償責任が認められないかという,いわゆる期

待権侵害の問題については，学者も盛んに議論するようになった（浦川道太郎「いわゆる『期待権』侵害による損害」，判例タイムズ838号54頁）．

　裁判例がでた当初は「期待権」ないし「期待」を侵害したという考え方に対しては，期待権ないし期待というような主観的感情利益は法的保護の適格性に欠けることや，加害行為による法益侵害が認められないにもかかわらず，慰謝料請求を認容することは，損害との間の因果関係を無視して，債務不履行ないし不法行為による過失それ自体に損害賠償を認めることにほかならないとの正当な批判があった（渡邊了造「過失あるも因果関係がない場合の慰籍料」，判例タイムズ686号66頁，稲垣　喬「医事訴訟と医師の責任」，同317頁）．しかしその後期待権という権利侵害による慰謝料を積極的に位置づけようとするするもの（新美育文「癌患者の死亡と医師の責任」，ジュリスト787号78頁），職務に寄せる患者・依頼者の信頼を裏切った加害者の職務遂行における不誠実な態度に対する慰謝料と位置づけるもの（石川寛俊「治療機会の喪失による損害」，自由と正義39巻11号35頁）等が出て，期待権を認容する裁判例も多かった．藤山雅行判事らによる東京地裁平成18年7月26日判決では「患者は医師を信じて身を委ねるのだから，信頼を裏切られた精神的苦痛が生じ，交通事故より高額になることもあり得る」としているが，この射程に入る誤った考え方によるものだろう．

　相当程度の可能性について，死亡例（最高裁判所平成12年9月22日判決，判例タイムズ1044号75頁），四肢麻痺のケース（最高裁判所平成15年11月11日判決，判例タイムズ1140号86頁）は，これを認めるが，医療側に極めて不利な判決を連発する最高裁も，法務省の所轄である拘置所の事案では，期待権理論を否定し，「勾留されて

専門外の診療

いる患者の診療にあたった拘置所の職員である医師が，過失により患者を適時に外部の適切な医療機関へ転送すべき義務を怠った場合において，適時に適切な医療機関への転送が行われ，同病院において適切な医療行為を受けていたならば，患者に重大な後遺症が残らなかった相当程度の可能性の存在が証明されるときは，国は，患者が上記可能性を侵害されたことによって被った損害について国家賠償責任を負うものと解するのが相当である」（最高裁判所平成9年（オ）第42号同12年9月22日第二小法廷判決・民集54巻7号2574頁，最高裁判所平成14年（受）第1257号同15年11月11日第三小法廷判決・民集57巻10号1466頁参照）としている．

　判示事項を示しておく．

「前記事実関係によれば，①第1回CT撮影が行われた4月1日午前9時3分の時点では，上告人には，血栓溶解療法の適応がなかった，②それより前の時点においては，上告人には，血栓溶解療法の適応があった可能性があるが，血栓溶解療法の適応があった間に，上告人を外部の医療機関に転送して，転送先の医療機関において血栓溶解療法を開始することが可能であったとは認め難い，③東京拘置所においては，上告人の症状に対応した治療が行われており，その他に，上告人を速やかに外部の医療機関に転送したとしても，上告人の後遺症の程度が軽減されたというべき事情は認められないのであるから，上告人について，速やかに外部の医療機関への転送が行われ，転送先の医療機関において医療行為を受けていたならば，上告人に重大な後遺症が残らなかった相当程度の可能性の存在が証明されたということはできない．そして，本件においては，上告人に重大な後遺症が残らなかった相当程度の可能性の存在が証明されたということができない以上，東京拘置所の職員である医師が上告人を外部の医療機関に転送す

べき義務を怠ったことを理由とする国家賠償請求は，理由がない．な
お，東京拘置所の医師が外部の医療機関に転送しないで上告人に対し
て行った診療は『生命の尊厳を脅かすような粗雑診療』であるから国
家賠償責任がある旨の上告人の主張は，前記事実関係によれば，東京
拘置所の医師は上告人に対して所要の治療を行っており，その診療が
『生命の尊厳を脅かすような粗雑診療』であるということはできない
から，前提を欠き，採用することができない．

　以上と同旨の原審の判断は，正当として是認することができる．論
旨は採用することができない」（最高裁判所平成 17 年 12 月 8 日判決）
というものである．

　病院の事件なら，どうなったかわからないが，本件については，人
権派弁護士田邉昇としては，国家によって強制的に身柄を拘束されて
いる拘置所の医療については，病院よりもより安全配慮がはかられる
べきであると信ずる（ある刑務所の医官兼法務教官をしていた経験か
らは,全く逆の実態であるが）．そして,最高裁は過失行為があっても,
死亡しなかった相当程度の可能性も証明できない場合は，賠償義務は
ないというのである．

　このような流れを経て，高原骨折事件（最高裁判所平成 23 年 2 月
25 日判決，判例タイムズ 1344 号 110 頁）では，高原骨折後の深部静
脈血栓後後遺症の診断遅延例において，期待権原則否定説を採用して
確立した考えとなっている．

　事実関係は，高原骨折修復術後の入院時及び同手術時に装着された
ボルトの抜釘のための再入院までの間の通院時に，訴えた患者は，左
足の腫れを訴えることがあったとはいうものの，上記ボルトの抜釘後
は，本件手術後約 9 年を経過した平成 9 年 10 月 22 日に病院に赴き，

専門外の診療

診察を受けるまで，左足の腫れを訴えることはなく，その後も，平成12年2月以後及び平成13年1月4日に診察を受けた際，左足の腫れや皮膚のあざ様の変色を訴えたにとどまっている．これに対し，医師は，上記の各診察時において，レントゲン検査等を行い，皮膚科での受診を勧めるなどしていたというケースである．

これに対して，一審広島地裁は因果関係がないとして請求を棄却したが，控訴審の広島高裁は，期待権を認めて賠償義務を認めたので，医師側から上告されている．

最高裁は「診察の当時，下肢の手術に伴う深部静脈血栓症の発症の頻度が高いことが我が国の整形外科医において一般に認識されていたわけでもない．そうすると，上告人医師が，被上告人の左足の腫れ等の原因が深部静脈血栓症にあることを疑うには至らず，専門医に紹介するなどしなかったとしても，上告人の上記医療行為が著しく不適切なものであったということができないことは明らかである．患者が適切な医療行為を受けることができなかった場合に，医師が，患者に対して，適切な医療行為を受ける期待権の侵害のみを理由とする不法行為責任を負うことがあるか否かは，当該医療行為が著しく不適切なものである事案について検討し得るに止まるべきものであるところ，本件は，そのような事案とはいえない．したがって，上告人らについて上記不法行為責任の有無を検討する余地はなく，上告人らは，被上告人に対し，不法行為責任を負わないというべきである」としている．基本的に期待権は存在しない権利である．このことは是非確認しておかれたい．

102

免　責

　債務不履行は，医療機関開設者の責任であるから，損害賠償保険に加入して対処することになろうし，不法行為責任を追及されることも考えて，医師個人でも賠償責任保険に加入することも対策であるが，責任の範囲が増加すれば，結局は保険料が高騰し，生活が圧迫され，優秀な人材が医師になろうとしなくなり，結局は国民の利益を損なうことになる．ましてや刑事責任は最悪である．したがって，医師の刑事免責は不可欠であるが，患者側の弁護士や，警察や検察を代表する立場の法律家は，医師だけを特別扱いするようなことは法律が許さないなどと強弁している．しかし，なぜ医師だけが特別扱いが許されないのであろうか．実は，特別扱いの例はしっかりあるのである．法律家の嘘にだまされてはいけない．

　まずは，裁判官である．裁判官や検察官といった公務員は，その仕事を公権力の行使として行う．一方，医師の仕事はたとえ公務員であっても，民間病院でも行うことをしているにすぎないから公権力の行使ではないとされている．

　裁判官などの公務員が公権力の行使として仕事をして，ミスを犯し，他人に損害を与えたり，うっかりえん罪事件の被告人を死刑にしたりしても，まず，当該公務員は刑事上はおろか，民事上の損害賠償義務を負うことはない．それは国家賠償法の規定からである．

国家賠償法　第1条
1項　国又は公共団体の公権力の行使に当る公務員が，その職務
　　　を行うについて，故意又は過失によつて違法に他人に損害

免　責

> を加えたときは，国又は公共団体が，これを賠償する責に
> 任ずる．
> 2項　前項の場合において，公務員に故意又は重大な過失があっ
> たときは，国又は公共団体は，その公務員に対して求償権
> を有する．

　国家賠償法2条の反対解釈から，公務員に故意または重大な過失が
なければ，ミスをした公務員に対して国等は求償（君のせいで被害者
に賠償金を払うはめになったのだから，少しは公務員個人も払えよ！
といえるということ）することはできないというのが判例である．最
高裁判所第3小法廷昭和30年4月19日判決は，農地委員会の判断ミ
スに対して，「公権力の行使にあたる公務員の職務行為に基づく損害
については，国または公共団体が賠償の責に任じ，職務の執行にあたっ
た公務員は，行政機関としての地位においても，個人としても，被害
者に対しその責任を負担するものではない」と言っている．
　これに対して，医師の場合は公務員であっても公権力の行使にあた
る公務ではないという理由で，民法715条3項が適用され，雇用者で
ある国や自治体から求償されるのである．

民法　第715条
1項　ある事業のために他人を使用する者は，被用者がその事業
　　　の執行について第三者に加えた損害を賠償する責任を負う．
　　　ただし，使用者が被用者の選任及びその事業の監督につい
　　　て相当の注意をしたとき，又は相当の注意をしても損害が
　　　生ずべきであったときは，この限りでない．
2項　使用者に代わって事業を監督する者も，前項の責任を負う．
3項　前2項の規定は，使用者又は監督者から被用者に対する求

償権の行使を妨げない.

　おまけに裁判官の場合は「裁判官がした争訟の裁判につき国家賠償法1条1項の規定にいう違法な行為があったものとして国の損害賠償責任が肯定されるためには，右裁判に上訴等の訴訟法上の救済方法によって是正されるべき瑕疵が存在するだけでは足りず，当該裁判官が違法又は不当な目的をもって裁判をしたなど，裁判官がその付与された権限の趣旨に明らかに背いてこれを行使したものと認めうるような特別の事情があることを必要とする」というのが判例である（最高裁判所第2小法廷昭和57年3月12日判決）.

　すなわち，とんでもない裁判ミスの場合でも，賄賂をもらうなどして，わざと間違った判決を下さない限り，裁判官に対してはもちろん，裁判官を雇っている国に対しても被害者は何の損害賠償請求ができないというのが判例なのである．すごい身びいきにも思えるが，このような判例が存在することを医師免責論に対する反論者は当然知っているはずである.

　また，検察官についても，チッソ川本事件（最高裁判所昭和48年10月8日決定），すなわち，水俣病公害を引き起こしたとされるチッソ株式会社（以下，チッソ）に対し，水俣病患者である被告人が，被害の補償を求めるため，他の患者や支援者とともに，交渉のため繰り返しチッソの本社に赴き，チッソ社員としばしば衝突していたところ，チッソ社員4名に加療を要する傷害を負わせたとして，傷害罪で起訴された事件の決定で，被告人に対する本件起訴が，検察官の訴追裁量権を逸脱し濫用にあたるのではないかが争われたが，「検察官の訴追濫用権の逸脱が公訴の提起を無効ならしめる場合はありうるが，それは，たとえば控訴の提起自体が職務犯罪を構成するような極限的な場合に限られる」とし広範な検察官の裁量を認めている.

免　責

　国会議員の場合は，判例は「国会議員の立法行為は，立法の内容が
憲法の一義的な文言に違反しているにもかかわらずあえて当該立法を
行うというごとき例外的な場合でない限り，国家賠償法 1 条 1 項の
適用上，違法の評価を受けるものではない」（最高裁判所第 1 小法廷
昭和 60 年 11 月 21 日判決）として，立法行為について免責を言う他，
憲法 51 条は「両議院の議員は，議院で行つた演説，討論又は表決に
ついて，院外で責任を問はれない」と規定し，国会議員の発言，表決
につきその法的責任を免除していることから，最高裁判所平成 9 年 9
月 9 日第 3 小法廷判決は，「一面では国会議員の職務行為についての
広い裁量の必要性を裏づけているということができる．国会議員が国
会で行った質疑等において，個別の国民の名誉や信用を低下させる発
言があったとしても，これによって当然に国家賠償法 1 条 1 項の規定
にいう違法な行為があったものとして国の損害賠償責任が生ずるもの
ではなく，右責任が肯定されるためには，当該国会議員が，その職務
とはかかわりなく違法又は不当な目的をもって事実を摘示し，あるい
は，虚偽であることを知りながらあえてその事実を摘示するなど，国
会議員がその付与された権限の趣旨に明らかに背いてこれを行使した
ものと認め得るような特別の事情があることを必要とすると解するの
が相当である」として国会議員の名誉毀損はほとんど全て免責してい
る．

　国会議員は，憲法上 51 条の規定があるので，名誉毀損の免責はと
もかく（とは言っても，上記最高裁の事件では国会議員の発言によっ
て病院長が自殺に追い込まれているのである）裁判官や検察官の免責
や裁量範囲については医師と比較してあまりに広範に思える．
　裁判官並みに考えてもらえば，医師は，この患者が死ぬと医師の身
内に利益があると思って患者が死ぬような医療行為をしたような場合

や，わいせつ目的のみで女性患者に全く不要な内診をしたような場合に限って賠償義務を負い，同様に病院開設者もそのような場合以外は損害賠償義務を負わないことになる．

また，検察官と同様に考えれば，どんな治療をしても，医師は誰かから金をもらって，わざと患者を殺そうとしたりしない限りそれは裁量の範囲であり，病院開設者も何の損害賠償も負わないということになる．

裁判官や検察官が手厚く保護されているのは，これらの職務は民間ではありえない仕事をしているのであり，たとえ公務員であっても公権力の行使ではなく民間病院と同じような仕事をしている医師には該当しないから同列に論じられないとの言い訳が法律家からなされることも考えられる．確かに民間人である弁護士は，過失責任について特別の配慮はされていない．

しかし，医師は弁護士と異なり，医師法19条によって応召義務が課されている．つまり，無理矢理契約を締結させられるという私法の大原則である契約自由の原則が排除されているのである．契約自由が個人レベルで守られていないのは医師くらいである（その他は地方公共団体，国，そして地域の電力供給を独占している電力会社くらいである．司法書士法などにも登記という専門的ではあるが裁量の余地のない行為について緩やかな拘束規定があるが，医師ほどではない）．

しかし，民間同士の契約関係でも，手形のように，債務の履行を拒んだ場合，その影響が大きい場合（手形を振り出しているにもかかわらず，手形を払ってくれと言って持ってきた所持人に，支払いを拒むと，いわゆる不渡り手形となって，企業取引上の信用が失墜し，全ての借金の返済期限が通常即時に到来することに事実上なっている．2回不渡りを出すと，銀行は取引を停止することになっているので，企業は資金繰りは不可能になり倒産するしかない）支払い免責という規

定がある．

> 手形法　第40条
>
> 1項　為替手形ノ所持人ハ満期前ニハ其ノ支払ヲ受クルコトヲ要
> 　　セズ
>
> 2項　満期前ニ支払ヲ為ス支払人ハ自己ノ危険ニ於テ之ヲ為スモ
> 　　ノトス
>
> 3項　満期ニ於テ支払ヲ為ス者ハ悪意又ハ重大ナル過失ナキ限リ
> 　　其ノ責ヲ免ル　此ノ者ハ裏書ノ連続ノ整否ヲ調査スル義務
> 　　アルモ裏書人ノ署名ヲ調査スル義務ナシ

　この第3項では，手形が一応所持人まで権利移転が形式上行われて
いるように見えれば（すなわち，手形の裏に，誰から誰に譲渡された
ということが断裂なく書かれていれば，これを「裏書きの連続」とい
う），それだけで，「本当にこいつが手形の権利を取得したのか？」「あ
そこの企業が手形詐欺にあったという噂をきいたぞ？？」「この企業
は，たしか火事でこの時期大騒ぎだったはず？　どうやって手形だけ
が裏書きされたのか？」「こんな現金オンリー主義の優良企業が手形
で決済？」と思っても，権利移転がないことを確信できるような証拠
がない場合は，怪しみながらも，いい加減に払ってしまっても，よほ
どの重大なる過失がなければ（本当はその所持人が手形詐欺師で権利
がなくても）免責されるのである．大阪高等裁判所昭和57年12月17
日判決は，「同法40条3項にいう『悪意』とは単に所持人が無権利者
であることを知っているだけでなく，所持人が無権利者でありこのこ
とを容易かつ確実に証明しうることを知らなかったこと，ないしは所
持人が無権利者であることを知ってはいてもこれを容易かつ確実に証
明しうる証拠方法の存在することを知らなかったことについて重大な

過失があることをいうと解するのが相当であり，その主張・立証責任
は裏書の連続する手形につきなされた手形金の支払いが右にいう『悪
意・重過失』による支払いに該当するとして同項の適用による手形金
支払者の免責を否定する者にあると解するのが相当である．ただし，
そのように解しないと，裏書の連続する手形の所持人は手形法16条
1項により適法な権利者と推定されるから，手形債務者は，満期以後
に裏書の連続する手形の所持人からの手形金の請求を拒むためには，
その所持人が無権利者であることを証明する必要があり，単に無権利
者であることを知っているのみで，そのことを容易かつ確実に証明し
うる証拠方法の存在がはっきりしない場合，手形債務者は右請求を拒
絶すると，第三者である真の権利者のため勝訴の見込みのない所持人
との間の訴訟に引き込まれ，その結果敗訴し，訴訟費用や利息ないし
損害金を負担させられることになる．また，前記のように解しないと，
手形債務者がその負担を免がれるために右所持人に支払った後に真の
権利者から手形金の請求を受けた場合には，所持人が無権利者である
ことを容易かつ確実に証明しうる証拠方法の存在について悪意，重過
失のないことを証明できない限り，その請求もみえないことになり，
手形債務者を不当に過酷な立場に置くばかりか，ひいては手形取引に
おける迅速円滑の要請を損うことになるからである」としている．

　医師は，患者との契約の締結を強制され，履行を拒むと，それだけ
で債務不履行と言われかねないのである．手形の支払い義務者に比べ
れば，医師の立場はさらに緊迫している．せめて重過失以外は刑事は
もちろん民事も免責するべきであろう．これは依頼人と高度の信頼関
係を前提とすることから，依頼人を自由に選べる弁護士とは大いに異
なる点である．

　以上のように，医師以外の職種やシチュエーションでは判例や立法

109

免　責

によって広範な免責規定がある．判例などは最高裁判所がその気になれば，今日にでも作れるのであるから，医師の応召義務，緊急性，不作為の場合の危険，公益性公共性から考えて，刑事はもちろん，民事もせめて故意・重過失を除いては責任がないとするべきであろう．またこのような立法こそを日本医師会は要求するべきではあるまいか．

使用者責任・監督責任

　どんなに誠心誠意医療を行っていても，結果が悪ければ，また，結果が良くてもおかしな患者だと，訴訟は提起され，裁判官のあたり所が悪ければ（良いことは少ない）損害賠償だ，刑事罰だといわれることになる.

　ところが，さらに悪いことには，自分がいかにきっちりと医療を行っていても，部下が悪いと，あるいは部下にトンデモ患者があたるととんでもない「とばっちり」を受けることになる.

　まず条文を見て頂きたい.

民法第 715 条（使用者等の責任）
1　ある事業のために他人を使用する者は，被用者がその事業の執行について第三者に加えた損害を賠償する責任を負う．ただし，使用者が被用者の選任及びその事業の監督について相当の注意をしたとき，又は相当の注意をしても損害が生ずべきであったときは，この限りでない.
2　使用者に代わって事業を監督する者も，前項の責任を負う.
3　前 2 項の規定は，使用者又は監督者から被用者に対する求償権の行使を妨げない.

　この条文が使用者責任というものであり，債務不履行（民法 415 条）と並んで，医療機関開設者への損害賠償への根拠となるものである．医療機関の開設者は，そのために保険に入っているし，ある意味，人を雇って仕事をしている以上，当然リスクの負担は覚悟するべきこと

であろう.

　注目するべきは，むしろ715条2項である．この条文は，雇われ院長などに対して，損害賠償義務を負わせるというもので，恐ろしい条文である.

　この条文が適用された事件に九州大学附属温研病院事件というものがある（大分地方裁判所昭和60年12月19日判決，判例タイムズ579号26頁）.

　（以下は事案の概要判決文及び上記判例タイムズの評決を基にしている）

　この事件の患者は新聞社の役員で（超高収入である），死亡当時67歳の男性である．この患者は昭和37年頃から3回にわたり，九州大学温研病院で，いわゆる人間ドック検査を受けていたが，国外研修を控えて検査の受診を思い立ち，昭和54年4月9日，同院の内科に入院して，担当した医師から血液検査等の他，4月10日に胆嚢造影（テレパーク法）を受けて，胆石症の疑い，高尿酸症，高脂血症等の検査所見が得られたが，いったん退院した.

　担当医師は，まず食事療法を指摘したが，胆嚢については造影が不影であったため，同月24日胆嚢胆管造影（DIC）を実施したところ，これによっても胆嚢の描出不良であったので，精密検査の必要から，逆行性膵胆管造影検査（ERCP）を実施することになった.

　温研病院の医師が，4月27日午前11時40分頃から，十二指腸ファイバースコープの挿入を始め，ERCP検査を開始し，鎮痙剤を静注するなどして造影を試みたが，うまく造影できず，その後も，ファイバースコープの操作を続けたが胆管への挿管は成功せず，強い嘔吐反射を生ずるなどもあったので胆管の造影を断念し，膵管のみ造影して，同日午後0時30分頃検査を中止した.

そして，同日午後 1 時頃，医師は，患者に対し，絶飲食と 3 時間位
の外来待機と安静を指示したが，患者はこれに反して自家用車で離院
したのち，おそらく勝手に飲食したのであろう，同日午後 1 時 30 分，
腹痛を覚えて帰院した．

　医師が鎮痛剤を投与したところ，これが治ったので，医師等が膵炎
の危険性があるので病院で経過をみなければいけないと勧めたにも関
わらず患者は聞き入れず帰宅した．

　患者は，再度腹痛を訴え，同日午後 7 時頃，来院し，レントゲン単
純撮影により，腹部附近に異常ガス影を認め，翌 28 日午前 10 時 40
分頃，腹部レントゲン撮影で横隔膜下に明白な遊離ガス像を認めたこ
とから，下腹部の試験穿刺の結果，急性腸炎による腹膜炎の疑いあり
として，同日午後 1 時 50 分頃から，開腹手術がなされ，同日午後 4
時 30 分，手術を終了したが（右手術の結果，十二指腸の第 2 部と第 3
部の移行部に，直径 1 センチメートルの穿孔が認められている），翌
日には急性腎不全を，同年 5 月 5 日頃には縫合不全，後腹膜膿瘍等を
併発し，同年 6 月 16 日，同病院で死亡するに至った．

　そこで，患者の相続人，及び患者が役員をしていた会社が原告となっ
て九大附属温研病院を開設する国を被告として損害賠償請求訴訟を提
起したのである．

　原告側の言い分は，「ERCP は当時新しい検査方法であったが，そ
の消化管損傷の発生率は 0.18 ないし 0.06 で，ファイバースコープの
操作を誤ると十二指腸に穿孔を生ずることが統計的にも明らかであ
り，穿孔は，潰瘍等の病変がある場合の他，健常な十二指腸でも，ス
コープの挿入，腸壁の状況により生じ，これにより重篤な結果を招く
ことがあり，実施した医師はこのことを了知していたから，スコープ
の挿入状況，十二指腸の特性や蠕動運動などを見守り，十二指腸々壁
に損傷を生じさせないようにすべき注意義務があるのにこの操作を誤

り，本件穿孔から死亡の結果を生ぜしめたから，過失のあることは明らかであり（709条），国はその使用者（715条1項）として，病院長はその監督者（715条2項）として，不法行為責任がある」というものである．

これに対し，被告側は，本件穿孔は交通事故等外的鈍力の作用による等と述べて，その原因を争うとともに，十二指腸損傷ないしそれにより後腹膜炎が発症しても，適切な治療で治癒に至る状況にあったのに，患者が勝手な行動をしたため，患者の肥満体質などと相まって，急性腎不全から炎症等を拡大し，縫合不全から死の転帰をもたらしたもので，仮に医師の行為によるとしても，死の結果との間に相当因果関係がない．また，患者死亡の根本原因は，急性腎不全の発症とその増悪化であるが，これは，患者の身体状況に加え，患者が医師の注意，指示を無視し，あえて勝手な行動をとり炎症を拡大し，高度脱水に至らせたことによるから，この過失を斟酌すべきであると反論し，この他，損害に関しても，患者側が大学外から特別に医師を招聘して診療にあたらせるなどした費用まで請求したことに対して，部外医師の診療は損害としては相当性の範囲を超えていることを主張し，付添い婦の費用なども争った．また逸失利益についても患者の肥満等の体質等を考慮し高齢者の稼働可能年齢を短縮すべきである等主張した．

大分地裁は，患者のERCP検査から死亡までの経緯（同検査における腸管損傷の危険性及び，温研病院医師らの認識を含む）について認定したうえで，本件十二指腸穿孔の原因について検討し，経験則上，これが右検査におけるファイバースコープにより惹起されたものと推認でき，患者の十二指腸穿孔と右検査行為との間の因果関係が肯定できるとして，被告側の穿孔原因がファイバースコープでなく，交通事故等鈍力外力による外傷性十二指腸穿孔であるなどとする反論を排斥した．

ついで，右十二指腸穿孔と患者の死亡との因果関係については，診断書の記載等から，十二指腸後腹膜側穿孔によって急性後腹膜炎を発症し，急性腎不全の発症，縫合不全，感染症の増悪，頭蓋内出血等の併発，呼吸不全による死亡という時系列を認定し，患者の行動により，急性腹膜炎の通常と異なる経過をたどり重篤化させたとは言えないから，患者の行為をもって，本件穿孔と死亡との因果関係を否定する要因とすることができないとした．

また急性腎不全についても患者の負因を所与として診療に従事すべき医師の立場から，患者の個有の体質的要因等によるとすることもできないとして，本件十二指腸穿孔と患者の死亡との間に相当因果関係を肯定することができるとし，ERCP 検査の術者としては，基本技法に忠実に従い，ファイバースコープの挿入状況，ことに先端部の位置に十分注意してその腸管への接触を避け，嬬動運動にも留意し，これがあれば嘔吐反射も起こると予測し，ときには検査を中止するなど，慎重なスコープ操作をすべき注意義務があるのに，これを怠って本件穿孔を生じさせ患者を死亡させるに至ったとして，医師の過失責任を認め，国の使用者責任，病院長の監督者責任を各肯定し，3 億円余の損害の賠償を命じた（結局，患者の問題行動につき 1 割の過失相殺をしている）．

さすがに国は控訴して（福岡高等裁判所平成 2 年 4 月 17 日判決，訟務月報 37 巻 5 号 909 頁），患者の過失相殺について 3 割程度を認め，「本件による死亡なかりせば，患者はなお 6 年間は役員としての収入を得ることができたはずであると認められる．そして，患者の前記の社会的地位に鑑みると，患者は，家庭生活の内外，前記各会社の内外において，その地位に相応しい社会生活を営むため多くの支出を余儀なくされることは明らかであり，加えて所得税法，地方税法，国税通則法によると，患者の昭和 53 年度の前記 6,980 万円の年収（！）に対

115

しては，所得税，市・県民税，社会保険料として合計4,234万820円
が控除されることなどを考慮すると，患者の生活費は，前記年収の5
割5分とみるのが相当である」として，損害額については大幅な減額
をしているが，それでも巨額の損害賠償が認められている．

このように，大学附属病院の病院長などという，個々の医師の監督
など到底思いもつかない立場ですら，このように巨額の損害賠償を負
わされる危険性が非常に高いのである．ゆめゆめ雇われ院長などに
なって喜んでいることのないようにしたいものである．読者諸氏にお
かれては，民法715条2項は1項を準用しているから「ただし，使用
者が被用者の選任及びその事業の監督について相当の注意をしたと
き，又は相当の注意をしても損害が生ずべきであったときは，この限
りでない」といえる場合があるのではないかと思われる向きもあるか
も知れない．しかし，この但し書きは事実上空文化しているようで，
ほとんど裁判所に採用されたことはないのである．

比較的規模の大きくないとみられる医療法人立の病院の事件である
が（東京地方裁判所昭和57年11月29日判決，判例タイムズ495号
157頁）715条1項但書の主張がされた事案がある．

昭和54年3月18日午後，女性患者が，自宅附近で頭痛等を感じ，
被告医療法人の開設する病院の医師の診察を受けた．診療にあたった
医師は，慧眼にも患者が脳圧亢進による危険な状態にあるとして直ち
に入院させた．しかし患者に対し，診察も絶対安静等の指示をするこ
ともなく経過するうち，患者は，翌19日午前3時頃，便所で倒れて
意識を喪失し，点滴等の処置を受けたものの，同月25日，脳動脈瘤
破裂による脳出血が原因で死亡するに至ったというものである．

このため，患者の夫（相続人）が，担当医師が，絶対安静等の指示
を怠り，しかも，入院後全く診察もしなかったもので，これらの点に

過失がある（なお，同病院看護婦についても，右医師の回診を求める
等しなかった過失がある）とし，不法行為を理由として，また病院長
につき右選任監督者としての各責任を追求して，慰謝料の賠償を求め
た．

これに対し，病院長が，日本医事新報の医事案内人欄の紹介により，
医師の資格，経歴に問題はないことを確認し，しかも，担当医師は採
用以来，優良な医師として勤務してきているから，患者の要請がある
のに回診しないことは予見できないし，選任監督に相当の注意を尽し
ていたと主張した（担当医師は，安静の指示をしているのに，患者が
これに従わなかったから，その発作は患者の過失であると反論した）．

東京地裁は，その診療経過から，患者の死亡は，患者が歩行して便
所に行ったのが誘因で脳内動脈瘤破裂を起こし，これによる脳出血が
原因であるとし，安静の指示はなかったと認定した．すなわち，医師
が，入院後1度の診察もしていない点に注意義務違反があり，これに
より的確な医療措置をとっておれば，かかる転倒の事態を回避しえた
蓋然性は極めて高く，また，死の転帰も回避できた蓋然性があったと
し，これらが不可避であったとする特段の事情について立証がない以
上，医師の過失と患者の症状悪化ないし死の転帰との間には相当因果
関係があるとして，賠償を命じた．

この裁判例の教訓としては，患者が言うことを聞かなくても何でも
医師の責任にさせられる風潮は以前から裁判所に横溢していたという
ことと，弾はどこから飛んでくるかわからないということだけであろ
う．

さらに，監督責任が刑事事件になる場合もある．

最高裁平成17年11月15日判決（最高裁判所刑事判例集59巻9号
1558頁）を取り上げてみよう．

使用者責任・監督責任

　この事件は，埼玉医科大学総合医療センターの耳鼻咽喉科の医師（5年目）が，女子高生にできた額下部の滑膜肉腫摘出手術後の化学療法（VAC 療法：VCR，Actinomycin D，CPA）を実施するにあたり，文献を誤読して，weekly を読み誤り VCR 2mg を週1度投与すべきであったのに，7日間にわたり連日投与したため，投与5日目には，歩行時にふらつき等の症状が生じ，その翌日には，起き上がれない，全身けん怠感，関節痛，手指のしびれ，口腔内痛，咽頭痛，摂食不良，顔色不良等が見られ，38.2度の発熱が生じ，さらに翌日には強度のけん怠感，手のしびれが起こって，トイレは車椅子で誘導せざるを得ないほどになり，口内炎，咽頭痛，前頸部に点状出血などが認められ，血液検査の結果，血小板が急激かつ大幅に減少していることが判明し，ようやく VCR 投与は一時中止されたが，結局，VCR の過剰投与による多臓器不全により死亡した，という事案である．

　誤って VCR を投与した主治医の他，担当医療チームの指導医，耳鼻咽喉科の科長兼教授である被告人の3名が業務上過失致死罪により起訴され，主治医と指導医は1，2審で有罪判決が確定したが，教授のみが上告した．
　起訴状記載の訴因（検察官の考える犯罪事実）は，要するに，教授が，①主治医が立案した抗がん剤の投与計画の誤りを看過した過失，②副作用の発現状況等を的確に把握せず，適切に対応しなかった過失の競合として構成されていた．
　1審判決（さいたま地方裁判所平成15年3月20日判決，判例タイムズ1147号306頁）は，投与計画の誤りを看過した過失については，起訴事実どおりに認めたが，副作用に関しては，対応を誤った過失ではなく，主治医を事前に適切に指導しなかった過失の認定にとどめ，被告人を罰金20万円に処した．これに対し，双方が控訴し，控訴審

118

は，検察官の控訴趣意を入れ，事実誤認を理由に1審判決を破棄し，副作用の把握・対応について，科長にも「治療医」としての責任がある，としてほぼ訴因どおりの過失を認定し，被告人を禁錮1年，3年間執行猶予という刑務所行きの判決を下した．

教授（被告人）側は最高裁へ上告し，「科長である被告人には，主治医らの過失について予見可能性がなく，主治医らの具体的な医療行為についてまで監視すべき義務はない」として，事実誤認，法令違反等を主張した．

最高裁は，上告趣意は適法な上告理由にあたらないとして上告を棄却した．本来はこれだけであとはなにも言う必要がない「門前払い」なのだが，最高裁は刑事事件ではしばしば「余計なことだが，最高裁の考えを陳べておく」として職権で理由を示すことが多い．本件でも，被告人の過失について職権で最高裁の判断を示した．

裁判で認定された事実によると埼玉医科大学の耳鼻咽喉科では，指導医－主治医－研修医という3名からなるチーム内でまず治療方針を立案し，さらにそれをカンファレンスに掛け，教授が最終的に治療方針を決定する体制がとられていたという．本件で採られたVAC療法の選択自体に誤りはないので，教授は，主治医からその治療方法を採ることの報告を受け，これを了承していたが，具体的な薬剤の投与計画内容までは検討してはいなかったという．このような場合において教授であった被告人は，さらに進んで治療方法の具体的内容に踏み込んで検討，審査すべき注意義務があるのかが，一つめの過失の問題である．このような過失形態を刑事上「監督過失」と言ったりする．起訴状でも，被告人は「指導監督者」と位置づけられており，投与計画立案の誤りを「是正すべき注意義務」があり，その誤りを「看過して承認した過失」があると監督過失として構成している．

最高裁は，この点につき「右顎下の滑膜肉腫は，耳鼻咽喉科領域で

は極めてまれな症例であり，本センターの耳鼻咽喉科においては過去に臨床実績がなく，同科に所属する医局員はもとより被告人ですら同症例を扱った経験がなかった．また，主治医が選択したVAC療法についても，主治医，担当医はもちろん，被告人である教授も実施した経験がなかった．しかも，VAC療法に用いる硫酸ビンクリスチンには強力な細胞毒性及び神経毒性があり，使用法を誤れば重篤な副作用が発現し，重大な結果が生ずる可能性があり，現に過剰投与による死亡例も報告されていたが，被告人をはじめ主治医らは，このようなことについての十分な知識はなかった（これは信じられないが……）．さらに，主治医は，医師として研修医の期間を含めて4年余りの経験しかなく，被告人は，本センターの耳鼻咽喉科に勤務する医師の水準から見て，平素から同人らに対して過誤防止のため適切に指導監督する必要を感じていたものである．このような事情の下では，被告人は，主治医や指導医らが抗がん剤の投与計画の立案を誤り，その結果として抗がん剤が過剰投与されるに至る事態は予見し得たものと認められる．そうすると，被告人としては，自らも臨床例，文献，医薬品添付文書等を調査検討するなどし，VAC療法の適否とその用法・用量・副作用などについて把握したうえで，抗がん剤の投与計画案の内容についても踏み込んで具体的に検討し，これに誤りがあれば是正すべき注意義務があったというべきである．しかも，被告人は，主治医からVAC療法の採用について承認を求められた9月20日頃から，抗がん剤の投与開始の翌日でカンファレンスが開催された9月28日頃までの間に，主治医から投与計画の詳細を報告させるなどして，投与計画の具体的内容を把握して上記注意義務を尽くすことは容易であったのである．ところが，被告人は，これを怠り，投与計画の具体的内容を把握しその当否を検討することなく，VAC療法の選択の点のみに承認を与え，誤った投与計画を是正しなかった過失があるといわざるを

得をない．したがって，これと同旨の原判断は正当である」という．

5 年目の医者が VCR の副作用も使い方も知らないなんて，国家試験に通らないと思うが，教授はこの主治医のレベルを知っていたのであろうか．

監督過失を論じた裁判例では有名なものに最高裁平成 2 年 11 月 29 日判決（刑集 44 巻 8 号 871 頁，千日デパート火災事件）があるが，この事件では信頼の原則（札幌高等裁判所昭和 51 年 3 月 18 日判決，高刑 20 巻 1 号 78 頁，判例タイムズ 336 号 172 頁：北大電気メス事件が典型的な事例）が考慮されている．下の者がちゃんとやってくれるだろうと信頼してよい場面ではいちいちチェックしなくても責任はないというルールである．いやしくも 5 年目の医師が VCR を毎日投与することはないとの信頼がないと，教授などは務まらないと思うがいかがであろうか．

また，副作用への対応に関する過失についても，最高裁は「抗がん剤の投与計画が適正であっても，治療の実施過程で抗がん剤の使用量・方法を誤り，あるいは重篤な副作用が発現するなどして死傷の結果が生ずることも想定されるところ，被告人はもとより主治医，指導医らチームに所属する医師らに VAC 療法の経験がなく，副作用の発現及びその対応に関する十分な知識もなかったなどの前記事情の下では，被告人としては，主治医らが副作用の発現の把握及び対応を誤ることにより，副作用に伴う死傷の結果を生じさせる事態をも予見し得たと認められる．そうすると，少なくとも，被告人には，VAC 療法の実施にあたり，自らもその副作用と対応方法について調査研究したうえで，主治医らの硫酸ビンクリスチンの副作用に関する知識を確かめ，副作用に的確に対応できるように事前に指導するとともに，懸念される副作用が発現した場合には直ちに被告人に報告するよう具体的に指

示すべき注意義務があったというべきである．被告人は，上記注意義務を尽くせば，遅くとも，硫酸ビンクリスチンの5倍投与（10月1日）の段階で強い副作用の発現を把握して対応措置を施すことにより，Xを救命し得たはずのものである．被告人には，上記注意義務を怠った過失も認められる．原判決が判示する副作用への対応についての注意義務が，被告人に対して主治医と全く同一の立場で副作用の発現状況等を把握すべきであるとの趣旨であるとすれば過大な注意義務を課したものといわざるを得ないが，原判決の判示内容からは，上記の事前指導を含む注意義務，すなわち，主治医らに対し副作用への対応について事前に指導を行うとともに，自らも主治医等からの報告を受けるなどして副作用の発現等を的確に把握し，結果の発生を未然に防止すべき注意義務があるという趣旨のものとして判示したものと理解することができるから，原判決はその限りにおいて正当として是認することができる」としている．

　本判決を批判するとすれば，大学教授というものの位置づけも理解しない裁判所が暴走したものと捉えることができようし，VAC療法というコンビネーションについての知識・経験と個々の化学療法剤の副作用についての知識とが混同されているものと言えようが，われわれの現実の医療現場を振り返ると，研修医とオーベン，新人ナースと病棟師長や指導ナースなど，職制上も手取り足取りが予定されている場合には要注意である．

　とにかく，医局の医者が医療事故を起こしたら教授が刑務所行きという裁判が最高裁で出たのである．これからはますます研修医や，若い医師の腕の磨きどころがなくなるであろう．それは結局国民に跳ね返るのである．まさに「亡国の司法ここに極めり」である．

裁判に於ける添付文書

　全ての診療科において，各種治療薬はもとより，麻酔薬，抗生剤，止血剤，悪性腫瘍に対する化学療法剤などさまざまな薬剤を用いることは不可欠である．薬剤の使用については，医師個々の工夫やその蓄積としてのガイドラインなど，さまざまなものがあり，まさに自家薬籠中の薬剤を各自が使用している．ところが，裁判では，往々にして，医師たちの個々の患者のための工夫を十分に斟酌せず，工場のマニュアルのように単一の作業手順に従っての診療を医師は行うべきであると考えているような判決がしばしば出される．

　特に，添付文書至上主義とも言うべき悪しき最高裁判例が，いまだに先例となっている．いわゆるペルカミンショック事件判決（最高裁判所平成8年1月23日判決，判例タイムズ914号106頁）である．

　本件は，昭和49年9月に虫垂炎に罹患した少年（当時7歳5ヵ月）が病院で虫垂切除手術を受けたところ，手術中に心停止に陥り，蘇生はしたものの重大な脳機能低下症の後遺症が残ったことについて，病院と手術を担当した医師と救命蘇生措置にかかわった医師を相手に，債務不履行または不法行為を理由に損害賠償を求めた事件である．

　本件の手術は，麻酔剤ペルカミンS（主成分はジブカイン）を用いた腰椎麻酔によって行われたものであるが，麻酔を実施したのは手術当日の午後4時32分頃であり，執刀開始は4時40分である．

　ペルカミンSの添付文書には，「副作用とその対策」の項に血圧対策として，麻酔剤注入前に1回，注入後は10分ないし15分まで2分間隔に血圧を測定すべきことが記載されていたが，手術を担当した外

科医師は，手術にあたり介助の看護婦に5分ごとに血圧を測定して報告するよう指示していた．

　麻酔実施前の午後4時28分及び麻酔実施後の4時35分の測定では，血圧，脈拍数に異常はなかったが，執刀開始後の午後4時44, 5分頃，ペアン鉗子で虫垂根部を挟んで牽引した時点で，患児は急に気持ちが悪いと悪心を訴え，ほぼ同時に看護婦によって脈拍の異常が発見され，血圧も触診で最高50までに低下し，次第に自発呼吸もなくなっていった．

　そこで，他の医師等とともに，救急蘇生の措置をとったが，4時47, 8分頃に心停止の状態となり，蘇生を行ったところ，4時55分少し前には蘇生し，まもなく自発呼吸も徐々に回復し，血圧，脈拍ともに回復したが意識は回復せず，心肺停止による低酸素脳症の後遺障害が残った事案である（虫垂炎の手術自体はその後継続して行われている）．

　心停止等の原因が最たる争点となったが，原告側は，腰椎麻酔ショックが起こったことを前提に，麻酔実施前の措置の誤り，開腹手術の着手時期の誤り，麻酔実施後の血圧等の管理・監視義務の懈怠，救急蘇生の措置の誤りなどを主張した．一方，病院・医師側は迷走神経反射によるショックが考えられ，防止は不可能であったと主張した．

　原告らの主張する腰椎麻酔ショックであれば，頻度も多く，予見しておくべきであるから，麻酔時の血圧管理によっては，対応が可能であるので，原告はこの線で原因論を主張したのである．

　一方，腹膜刺激，腸管牽引などの手術操作による機械的刺激が加わって迷走神経反射が起こると，これにより急激な徐脈，血圧降下，呼吸抑制をきたすこととあるが，虫垂炎手術における迷走神経反射で心停止や気管支けいれんなどの重篤なショックが起こることは，通常予見

が難しいから，この原因であれば医師側が有利である．

　名古屋地方裁判所，高等裁判所は原告らの請求を棄却した．事故の原因については，麻酔剤注入後，午後4時40分直後からの血圧低下などにより低酸素症の状態になっていたところに虫垂根部の牽引という機械的刺激を機縁として迷走神経反射が起こり，徐脈，急激な血圧降下に陥ったものと認定した．

　そして迷走神経反射が起こる前に低酸素症になっていた理由として，ペアンで虫垂根部を牽引し，異常に気づいた時点で患者の口唇にチアノーゼが認められたことをあげている．チアノーゼの発現は，低酸素状態が数分間続いたことを物語っており，虫垂根部の牽引に伴う迷走神経反射による呼吸抑制があったとしてもこれではチアノーゼの発現は説明できないからと言うのである．

　これは，かなり患者よりの認定であるが，麻酔の専門家ではないので私見は差し控えるが，そのような認定でトンデモ判決とまで言っているのではない．

　問題は，午後4時40分から異常に気づいた4時44，5分までの間血圧測定がされなかった点が過失かどうかという点にある．医師側は本件事故が起こった昭和49年当時は，血圧については少なくとも5分間隔で測るというのが，手術を行った病院と同規模の医療機関の常識であり，5分ごとの測定は過失とは言えないのではないかというものであったが，裁判所はこれを認め病院側を勝たせた．

　ところが，患者側が上告し，最高裁は医療崩壊・医師殲滅への序曲を高らかに宣言した．いわゆる judge based medicine 宣言を行って高裁判決を逆転させたのである．

　最高裁は，まず，医療水準は，医師の注意義務の基準となるべきものであるから，平均的医師が現に行っている医療慣行とは必ずしも一致するものではなく，医師が医療慣行に従った治療行為を行ったから

といって，医療水準に従った注意義務を尽くしたとは直ちに言うことはできないとして，医師がその集団内で適切として行っている医療行為の適否を，傲慢にも裁判所が判断すると言い切った．さらに添付文書は，医師が通常に行っている診療行為の準則より優越するとした．

曰く，「医師が医薬品を使用するにあたって医薬品の添付文書（能書）に記載された使用上の注意事項に従わず，それによって医療事故が発生した場合には，これに従わなかったことにつき特段の合理的理由がない限り，当該医師の過失が推定されるとし，本件では，医師には2分ごとの血圧測定を行わなかった過失があり，この過失と患児の脳機能低下症発症との間には因果関係があるというべきだ」と判断し，原判決を一部破棄し，原審に差し戻したのである．

添付文書は薬事法52条（医薬品は，これに添付する文書またはその容器若しくは被包に，用法，用量その他使用及び取扱い上の必要な注意などを記載しなければならない）の規定によって作成されているが，その作成にあたっては臨床医の意見はあまり取り入れられておらず，臨床を知らない役人と，製薬会社の取引によって作られている．われわれ医師が日常使用している薬剤の添付文書をみても，こんなどうでもいいことと思うことが記載されていたり，こんなことを書かれたら使用できないと思うことが書かれていたりする．副作用については，因果関係がないようなものについても，責任逃れのためとよく言われるが，何でも記載され，そのくせ，製薬メーカーはそのような副作用の記載についてはあまり注意喚起しない．ましてや，他社製品も含めて薬剤の副作用について注意喚起すると，誹謗中傷にあたる宣伝として，製薬協は当該メーカーにペナルティーを与えるというのである．

こんな，添付文書に，非常に強い拘束力を与えているのが最高裁なのである．

そのくせ，最高裁は，薬品に対する評価の変化や，投与を受ける患者の個体差や病態の程度等は千差万別であるから添付文書に記載されたことに従っているだけで医師の注意義務が尽くされたということにはならない（最高裁判所昭和 60 年 4 月 9 日判決，裁判集民事 144 号433 頁）などという．

ペルカミン S の添付文書には，麻酔剤注入後 10 分ないし 15 分までの間，2 分間隔での血圧測定を実施すべきことが記載されていたが，これは腰椎麻酔ショックによる事故を防止するための注意であったから，短期に変動する血圧の状態を慎重に監視し，血圧降下が認められたら直ちに昇圧剤の投与等の措置をとる必要があることからであり，添付文書のこのような意味を明らかにし，医療慣行が，合理性がないことまで証明すれば，確かに結論的にあり得る判決ではあるかもしれない．

しかし，一般に医療慣行は，本来合理的な根拠を有するがゆえに多くの医師の支持を得て慣行となるものであり，現実の医療の実践のために現実的な姿として医学知見や医療上の経験則が集約しているものである．そして，裁判所はその妥当性を判断する能力は全くないのであるから，医療慣行をまずは重視し，添付文書も含めてさまざまな医学知見やエビデンスから，それが固陋・不合理なものに過ぎないとの証明があってはじめて否定されるべきものであろう．

本件の血圧測定についても，腰麻であるから血圧の測定よりも，意識のある患者の状態観察をすることの方が重要であり，自動血圧計もない当時に，2 分ごとの単なる血圧測定を義務づける合理性がいかほどあるのか疑問である．

このようなトンデモ判決がありながら，高松高等裁判所平成 17 年5 月 17 日などは，今度は打って変わって禁忌薬剤を使用しろというのである．

この事件は，原動機付自転車を運転して道路を進行中，自動車と衝突する事故を起こし，転倒して頭部等を打撲した当時70歳の女性が，事故現場近くの病院で診察を受け，さらに転送された病院において入院治療を受けたものの，事故から23日目に死亡したという件につき，患者の遺族である控訴人らが，加害車両の運転者の過失，及び病院における医療過誤が原因であるとして，損害賠償の支払いを求めた事案である．

地方裁判所は，自動車事故の加害者に対する損害賠償請求を一部認めたが，病院側の損害賠償請求を棄却したので，患者側が控訴したのである．

高松高裁は，日本神経外傷学会の重症頭部外傷治療・管理のガイドライン作成委員会の報告などを根拠として高齢者は，挫傷性浮腫，脳内出血などによる厳重な観察が必要であり，症状の悪化をみたら早期に手術（血腫除去術など）を行うことが望ましいとし，「本件場合，シルビウス裂内のくも膜下出血があり，後部側頭葉底部及び脳の中核である脳幹に近いところで脳が損傷を受けていることが疑われるうえ，一般に側頭葉の損傷はその症状が出にくいとされていることに照らせば，外傷性脳内血腫を念頭においた臨床症状のより注意深い経過観察が必要であり，特に意識レベルの推移，運動麻痺の出現の有無，患者の訴え（頭痛・嘔吐・嘔気など）の推移，クッシング反応の3主徴としての認識の下での血圧・脈拍数・呼吸状態の変動（全ての観察内容において最も重要な点はその時間経過に伴う推移あるいは新たな出現である．鑑定）をより注意深く経過観察する義務があるというべきである」とした．

そして，病状に改善がなく少しでも悪化の兆候があれば，その後の治療や管理の参考とするためCT検査をする義務があるというべきで

あるとした.

　本件患者は嘔吐ないし嘔気を催していたこと，また，病院到着当初頭痛を訴えていなかったが，入院時には前額部痛を訴え，午後3時頃は自制内の頭痛であったが，午後3時30分頃からは眉間に皺を寄せ，「頭が痛い」としきりに訴えるようになったことから，午後4時頃，ないし遅くとも控訴人らがナースコールをした午後4時25分頃，これら症状から頭蓋内亢進症状を疑うことができたので，CT検査をすべきであったというべきであり，これを怠った過失があると認められるとした.

　さらに患者側は，本件手術において，早期に利尿剤を投与したうえで，可及的速やかに開頭を行うなど適切な術式によって効果的な減圧を行うべきであったのに，適切かつ効果的な手術を行わず，右片麻痺や意識レベル低下の症状が残ったと主張した.

　裁判所はマンニトール等の意味について，「CT検査により外傷性脳内血腫の出現が認められる場合，頭蓋内圧亢進の進行を回避する方法としては，グリセオール，マンニトール等の高張利尿剤の投与とともに，それに続く血腫除去手術以外に方法はない.マンニトール等の利尿剤投与の目的は，これらが血液の浸透圧に作用して血管周囲から水分を血管内に吸収し，浮腫の増大を防止する効果が得られるため，頭蓋内圧亢進による脳の虚血などによる脳のさらなる二次損傷を防ぐことにある.脳の減圧は，開頭手術により骨弁を除去したときに一部達成され，硬膜を切開することにより次の減圧が達成される.マンニトール等の利尿剤は，昏酔に陥った患者を救うためには一刻を争うものであるが，手術による減圧がされるまでの時間稼ぎのために使用されるものである.しかし，マンニトールの投与開始は，執刀を開始（午後7時45分）した後，開頭し脳圧が高いことを確認した時点である」と認定し，病院側が，グリセオール，マンニトール等の脳圧降下

129

のための利尿剤は，急性頭蓋内血腫が疑われる患者には，出血源を処理し，再出血のおそれがないことを確認されるまではその使用が禁忌であり，添付文書にもそのことが明記されていると主張したが，高松高裁は「能書は製薬会社の製造物責任を果たすための注意書きであって，薬剤の作用機序やその使用によってもたらされ得る危険性を了解したうえで，これに従うか否かは医師の裁量権の範囲内である（つまり，利尿剤による出血の危険より血腫や浮腫の悪化のほうが生命へのリスクが大きいと判断した場合はその使用が許容される）．能書と異なる使用をすることは，日本神経外傷学会のガイドラインにも採用されているところでもある」として，病院側の主張を排斥して，病院医師には，添付文書上禁忌であるマンニトール投与の時期を逸した過失があるとしているのである．

　このような判決を見ると，医療を行うのがばかばかしくなろう．私がドイツの生命倫理のシンポジウム（フォルクスワーゲンの財団と米国のケネディ財団が主催していた）でご一緒した UCLA の生命倫理学者の Rosenberg 博士は，「法は医師を打つための杖に過ぎない」と言われていたが，まさにその通りであろう．

　こんなくだらない最高裁判例には，日本医師会や各学会は猛然と批判するべきであろうが，日本の医者はおとなしすぎて（というより，顧問弁護士がやれと言わないのであろう）全く何のアクションもとっていない．

　最高裁のペルカミンＳ判決の枠組みは，現在も生きている．しかし，添付文書の作成者自らがその信用性を否定してくれれば，さすがの裁判所も極めて不当なペルカミンＳ事件の最高裁枠組みでは判決を書きにくいと思われる．

二つの判例を紹介する.

一つは添付文書上のパーキンソン病患者への禁忌情報に違反して排尿障害に対してベサコリンの投薬を行った医師に，過失が認められなかった事例である.

いくつかの問題が併合されて審理されているが，まず原告患者（昭和50年生まれの男性）が，統合失調症のため，被告が設置する北里大学東病院において入通院治療を受けた際，同病院の医師から，パーキンソニズムに禁忌の薬剤を過剰，かつ，不当な方法で投与されるなどしたため，パーキンソニズムが発症，悪化し，一時起き上がれないほどになり，約1年間手の震えや歩行障害に苦しむことになり，また，被告病院の医師の説明義務違反により上記のような結果を回避することができず，結局，合計666万300円の損害を被った旨主張している事件である.

これに対して，被告が，原告患者が平成16年9月3日から同年12月21日までの間被告病院に入院し，入院費用合計77万7,390円が掛かったにもかかわらずこれを支払わない旨主張し，原告患者に対しては診療契約に基づき，患者の父親らは連帯保証契約に基づき，連帯して，上記医療費77万7,390円を請求した.

原告は，平成13年9月頃から，人間関係に悩み，被害的言動をし，不眠になるなどしたため，平成14年2月20日頃，医療法人社団青木末次郎記念会相州病院（以下「相州病院」）の精神科を受診したところ，統合失調症と診断され，同病院に入院し，同年5月17日に退院した.原告は，相州病院精神科を退院後，平成14年7月18日，被告病院を受診し，被告との間で診療契約を締結し，被告病院に通院していたところ，平成16年6月頃，統合失調症を再発した.

原告は，被告病院に，以下の通り，入通院し，H医師が主治医となった.

（ア）6月4日から同月16日まで通院
（イ）6月16日から8月16日まで入院（以下「第1回入院」という）
（ウ）8月17日から9月2日まで通院
（エ）9月3日から12月21日まで入院（以下「第2回入院」という）
（オ）12月22日から平成17年1月6日まで通院

　原告は，上記入通院期間中，フルメジン（抗精神病薬，副作用として パーキンソン症候群〈手指振戦，筋強剛，流涎等〉がある），フルデカシン（持続性抗精神病剤，禁忌としてパーキンソン病の患者があげられている他，使用上の注意として本剤が持続性製剤であることを考慮して，初回用量は患者の既往歴，病状，過去の抗精神病薬への反応に基づいて決める．複数の抗精神病薬を使用している場合は，可能な限り整理した後，できるだけ低用量より始め，必要に応じ漸増することが望ましい．投与初期に用量の不足による精神症状の再発も考えられるが，その場合には原則として，本剤以外の抗精神病薬の追加が望ましい．次回投与時にはその間の十分な臨床観察を参考に用量調節を行う必要があるとされている），ドグマチール（これはご存じであろう，使用上の注意としてパーキンソン病の患者には慎重投与とされている），ニューレプチル（精神神経安定剤，副作用として錐体外路症状がある），リスパダール（抗精神病剤，使用上の注意としてパーキンソン病のある患者は錐体外路症状が悪化するおそれがあるとされている），ベサコリン散（副交感神経亢進剤，禁忌としてパーキンソン病の患者があげられている），アキネトン（抗パーキンソン剤）が処方された．
　原告は，平成17年1月17日，前医に紹介された医療法人社団正史会大和病院（以下「大和病院」という）に通院し，統合失調症との診断を受けたが，その際，被告病院でパーキンソニズムが悪化した旨訴え

た.

　本件の主たる争点は，①被告病院の医師は，原告に対する投薬を誤り，原告にパーキンソニズムを発症させ，これを悪化させたか，②原告にフルデカシンやベサコリン散を投与するにあたって，被告病院の医師に説明義務違反があったか，といった点である．

争点1　被告病院の医師は，原告に対する投薬を誤り，原告にパーキンソニズムを発症させ，これを悪化させたかについて

この点について横浜地裁は以下のような判断をしている．

（1）被告病院の医師が，原告に対し，7月23日に，同日よりフルメジンを12mgに増量して投薬し，フルデカシン（デポ剤）50mgを筋注したことは過剰投与か

　ア　医薬品の添付文書（能書）の記載事項は，当該医薬品の危険性（副作用等）につき最も高度な情報を有している製造業者又は輸入販売業者が，投与を受ける患者の安全を確保するために，これを使用する医師等に対して必要な情報を提供する目的で記載するものであるから，医師が医薬品を使用するにあたって上記文章に記載された使用上の注意事項に従わず，それによって医療事故が発生した場合には，これに従わなかったことにつき特段の合理的理由がない限り，当該医師の過失が推定されるものというべきである（最高裁判所平成4年（オ）第251号平成8年1月23日第三小法廷判決,民集50巻1号1頁参照）．

133

イ

（ア）フルメジンの添付文書には，通常成人1日1mgないし10mgを分割経口投与すべきこと，年齢・症状により適宜増減が可能なことが，フルデカシンの添付文書には，通常成人1回12.5 mgないし75mgを4週間隔で注射すべきこと，薬量及び注射間隔は病状又は本剤による随伴症状の程度に応じて適宜増減並びに間隔を調整すること，初回用量は，可能な限り少量より始め，50mgを超えないものとすること，初回用量は患者の既往歴，病状，過去の抗精神病薬への反応に基づいて決めることなどがそれぞれ記載されている．

（イ）このように，フルメジンの用法・用量は，添付文書上，通常成人1日1mgから10mgと，その許容範囲の幅が比較的大きいうえ，年齢や症状によってさらに増減することが許容されている．

フルデカシンについても，その用法・用量としては，通常成人1回12.5mgないし75mgと，その許容範囲の幅が比較的大きいうえ，薬量及び注射間隔は病状又は本剤による随伴症状の程度に応じて適宜調整することが許容されている．

（ウ）以上の通り，フルフェナジンを成分とする抗精神病薬剤については，添付文書上，比較的用法・用量の許容範囲の幅が大きく，症状などによって適宜増減も許容されているという特殊性が認められる．これは，精神病自体が，その症状の発現の程度において個人差が大きく，薬効についても個人差が大きいことによるものと考えられる．したがって，フルフェナジンを成分とする抗精神病薬剤については，添付文書に具体的に記載された用量と異なっていたとしても，それが添付文書上予想された「適宜増減」の範囲内である限り，直ちに添付文書の記載内容に違反するものとはいえず，したがって，過剰投与として，医師の過失が推定されるものではなく，添付文書上予想された「適宜の増量分」を超えたと認められる場合には，特段の合理的理由

がない限り，医師の過失が推定されるものというべきである．

　ウ　そこで次に，添付文書上予想された「適宜増減」の範囲について検討する．

　（ア）フルメジンについては，急性精神病疾患の治療につき，フルフェナジン換算量で 10mg ないし 20mg を投与する旨，長期の維持治療にはより低用量が普通求められる旨が記された文献，複数エピソードの患者については，急性期治療で 5mg ないし 22.5mg，維持治療で 5mg ないし 15mg を投与し，初発エピソードの患者の維持治療についても 2.5mg ないし 12.5mg を投与する旨が記された文献，フルデカシンの薬効について調査したものではあるが，フルデカシンを投与する前のフルフェナジンの投与量につき，12mg 投与が 1 例，15mg 投与が 2 例あったとする旨が記された文献が存在する．このように，フルメジンについては，患者の個体差や症状によってはフルフェナジンとして 1 日量 10mg を超えて投与されることが予定されており，特に，急性期の患者については，1 日量 20mg 余りの量を投与することにも十分有用性が認められるのであり，したがって，添付文書上も，患者の症状等に合わせて，フルフェナジンとして 1 日量 20mg 余りの量を投与することは，適宜の「増量」として予定されているものというべきである．

　（イ）フルデカシンの薬効については，統合失調症と診断された通院患者 19 例につき，1 回投与量を調査した結果，4 週間ごとの最終投与量が 100mg を超えて投与された例が 1 例，初回投与量が 50mg であった例が 6 例報告されており，また，フルデカシンの主成分であるデカン酸フルフェナジンについては，4 週間あたりの投与量が高くなるほど改善率が上がる傾向があることが報告されている．

　さらに，「複数エピソードの患者でかつ急性期の治療の場合」，2 な

いし 3 週間あたりで 12.5mg ないし 62.5mg の投与を適切とする文献
も存在する.

フルデカシンの臨床治療経験を報告した文献によれば,重症例(「極
めて重症」を含む)14 件(そのうち,30 歳代の患者が 4 人)のうち 6
名につき初回からフルデカシン 50mg 以上が投与されていること,中
でも 33 歳の男性は,50mg を 4 回,その後は 75mg のフルデカシン
の投与を受けているが,副作用もなく中等度の改善がみられているこ
と,36 歳の男性も,初回 50mg の投与を受け,次回より 75mg の投
与を受けており軽度改善して副作用もないこと,また,中等症例 13
件のうち,5 件において当初より 50mg が投与されていることが認め
られる.

また,3 つの実験報告書の実験報告においては,いずれも,フルデ
カシンの最終投与量の上限値を 100mg と設定している.なお,上記
各実験報告書は,副作用が現れた場合でも,改善傾向にあれば「有用」
と評価しており,併用剤としてあらかじめ抗パーキンソン病薬を使用
している例が多いことからして,抗精神病薬として,副作用が出現す
ることはある程度やむを得ないと認識していると推認される.

なお,臨床医である,神奈川県立精神医療センター芹香病院の医師,
大和病院の医師は,いずれも,結果はともかくとして,被告病院が原
告に投与したフルデカシンの量を過剰なものとは見ていない.

(ウ)フルデカシンは,定常状態に達するまで 5 回程度の投与すな
わち数ヵ月の期間がかかるのであり,1 回目の投与の時点では血中濃
度は想定の濃度よりも相当程度低くなる.

(エ)このように,重症例ないし中等症例の患者の場合は,初回よ
りフルデカシン 50mg 以上を投与する例も珍しくなく,2 回目以降は
50mg から 100mg にわたる投与がされる場合が数多くあること,そ
してそのような場合であっても副作用もなく症状が改善するなど有用

な場合もあること，臨床医の認識もそのようなものであることが認められる．したがって，添付文書上の，フルフェナジンとして1回量75mgという上限は，必ずしも絶対的な上限ではなく，これを超えても，100mg以下程度の量までであれば，適宜の「増量」として，添付文書上予定されているものというべきである．

エ

（ア）上記ウを前提として本件についてみると，7月23日，原告はH医師から，フルメジン12mgとフルデカシン50mgを投与されているところ，これらを併せれば，フルメジンとして1日18.7mgないし22mgの投与を受けたことになる．

（イ）しかし，原告は，第1回入院前に相州病院精神科に医療保護入院した病歴があり，複数エピソードの患者ということができるところ，6月16日の第1回入院の際，被害妄想が活発な状態で，警察官2名，救急隊員2名及び乙事件被告一郎に付き添われて来院したものであって，易刺激性，易怒性が亢進し興奮しており，入院後も不穏状態が続き，H医師より3日間にわたって拘束の指示を受けたものであり，原告が当時28歳と若く，元体育教師をしていたことを考慮すれば，不穏状態になった場合の危険性は極めて高いものと認められる．

その後，投薬によりいったんは症状は落ち着いているようであるものの，なお表面的であることが疑われ，実際に，7月5日以降，再び症状が再燃し，同月13日及び同月14日には拘束指示を受けており，拒薬が疑われた．実際，原告には過去にも怠薬傾向が認められていたし，同月17日にも，根底では投薬を不要と思っている様子があった．

このように，同月23日の時点では，原告は，なお病識に乏しく，拒薬の疑いもあったうえ，薬効が消失して不穏状態になると危険な状態になることが認められるから，H医師が，その後の退院をも視野に

入れて，持続的作用を有するデポ剤であるフルデカシンを投与したこと，そして初回より上限値である50mgを投与したことにつき，十分な理由があったというべきであり，不適切であったとはいえない．

（ウ）フルメジンについても，7月23日より1日12mgに増量しているが，フルデカシンと併せて，フルフェナジンとしては，1日18.7mgないし22mgの投与がされていることとなるところ，フルデカシンは，定常状態に達するまで5回程度の投与すなわち数ヵ月の期間がかかるのであり，1回目の投与の時点では血中濃度は相当程度低くなることからすれば，実際には1日のフルフェナジン量はさらにこれより低いものと認められる．

（エ）以上の事実に鑑みれば，原告の7月23日の上記のような症状に照らし，1日のフルフェナジンの投与量としては，添付文書が予定する「増量」の範囲内であったといえ，必ずしも添付文書の内容に違反したとはいえない．また，仮にその範囲を超えたとしても，原告の症状に鑑みればこの程度の増量には十分な合理的理由があるものというべきである．したがって，7月23日の投薬において，医師に過失があったとはいえない．

（2）被告病院の医師は，原告に対し，8月23日に，フルデカシン75mgを筋注したことにより，原告のパーキンソニズムを悪化させたか

ア　確かに，原告は，8月23日には，医師に対し，「手がワナワナし，いてもたってもいられない感じ」などと訴えていたことから，H医師としては，薬剤性パーキンソニズムの発症を予見できたというべきである．

もっとも，上記各報告においては，副作用が現れた場合でも，改善

傾向にあれば「有用」と評価されているうえ，精神病薬として，副作用が出現することはやむを得ないと認識されていると推認されるのであり，精神病の治療と副作用の出現回避のいずれを優先するかは医師の裁量に委ねられている部分が大きいものと認められる．

イ　この点，本件では当時，原告は，被告病院を退院していたのであり，入院時と比較して外界からの刺激が多いうえ，経口薬の摂取についても十分な監督下にあるとはいえない生活を送る状態にあった．そして，体格，年齢，症状悪化時の状態に鑑みれば，投与量を１回目よりも増やした判断が不合理であるとまではいえない．

そして，その量としては，上記（１）で検討したことも併せ考慮すれば，75mgとしても必ずしも不適切とはいえない．しかも，医師は，フルデカシンを増量する反面，フルメジンを減らしており，フルフェナジンの総量としては従前とほとんど変化がないように配慮している．そうであれば，H医師において，当時パーキンソニズムの発症について予見可能性があったとしても，上記のような原告の生活環境，症状及び従前の怠薬傾向に鑑みれば，デポ剤であるフルデカシンを増量し，フルメジンの量を減らした医師の判断には，十分合理性が認められ，不適切な点はなかったというべきである．

ウ　よって，この点において医師に過失があったとはいえない．

（３）ベサコリン散の投与によりパーキンソニズムを悪化させたか

ア　ベサコリン散の添付文書には，ベサコリン散がパーキンソン病の患者には禁忌である旨の記載がある．

他方で，ベサコリン散は，尿管平滑筋の収縮作用によって排尿効果

139

を促進することから,「手術後,分娩後及び神経因性膀胱などの低緊張性膀胱による排尿困難(尿閉)」の場合に,有用性が認められている.

イ

(ア) この点,原告の尿量については,9月6日の時点で,看護記録には「しっかりと量は出ている」との記載があったり,尿回数も薬剤投与までは5～8回であったりと目立って少ないわけではなく,「尿閉」という状態ではない.

しかし,ベサコリン散の適応を検討するにあたり,その薬効が,尿管平滑筋の収縮作用によって,排尿効果を促進すること,つまり,蓄尿能力はあるが膀胱の収縮能力が不足していることを補うところにある以上,必ずしも量や回数の多寡によってベサコリン散の投与の有無を決せられるものではないというべきである.むしろ,膀胱の収縮機能が弱まっているために排尿困難となっている場合に適応があるというべきであり,そうであれば,量はともかくとして低緊張膀胱のために排尿に時間がかかるような場合にも十分適応が認められるものというべきである.

したがって,例え量がしっかりと出ていても,排尿に時間がかかるようであれば,ベサコリン散の適応にあるものというべきである.

(イ) この点,原告は,9月3日には,医師に対して,同月6日には看護師に対しても,尿が出にくい旨を訴えている.そして,9月9日には,排尿までに3分程度要し本人も排尿困難感を依然訴えていること,同月10日には,原告は排尿がしやすくなった旨述べているが,その後,同月15日から同月21日までの尿回数はおおよそ1日3回ないし6回であり,第1回入院時の1日あたりの尿回数5回ないし8回に比べて減少してきたこと,低緊張性膀胱の一つとしての神経因性膀胱は,パーキンソン病によって起きることもあることに鑑みれば,当

時，原告には，低緊張性膀胱による排尿困難の症状が認められたものというべきである．

　したがって，原告は，9月3日ないし11月21日当時，ベサコリン散投与の適応にあったものと認められる．

　（ウ）さらに，添付文書の内容に違反した場合に，医師に過失が推定されるのは，製造業者や輸入販売業者は，当該医薬品の危険性（副作用等）につき最も高度な情報を有しており，それが添付文書に反映されているという事情に基づくものであるところ，本件においては，ベサコリン散の添付文書に，パーキンソン病の患者に対して禁忌であると記載がされたことについては，販売元の株式会社エーザイに対する調査嘱託の結果，厚生労働省からの指導によるものであって，株式会社エーザイ自身が裏付けとなる研究結果等に基づいて記載したものではないことが判明しており，禁忌とされた根拠は必ずしも明確ではない．そのうえ，ベサコリン散の成分は血液脳関門を通過しないからパーキンソニズムを悪化させることはないものとの考えが一部の出版物にも掲載されており，また，ベサコリン散のインタビューフォームにも，ベサコリン散の成分は血液脳関門を通過しない旨の記載がある．

　（エ）以上によれば，本件におけるベサコリン散の投与については，添付文書の記載内容には違反しているものの，原告に対してベサコリン散を投与すべき必要性が認められる反面，添付文書上の禁忌の根拠が明確でなく，むしろH医師自身は禁忌の根拠はないものと考えてあえて投与を行っていたものといえる．したがって，添付文書に反していても，本件においてはそこに合理的理由があるものといえ，直ちにH医師に過失があるものということはできない．

　ウ　また，仮に過失が認められるとしても，ベサコリン散は9月末から11月21日まで投与されていたところ，原告は10月下旬頃から

141

は卓球をしたり中庭をウォーキングするようになり，11月上旬頃には体の動きもよくなっており，遅くともその頃までにパーキンソニズムは改善傾向にあったといわざるを得ない．そうであれば，ベサコリン散投与と原告のパーキンソニズム悪化との間に因果関係があるとするには疑問が残るといわざるを得ない．

エ　以上より，いずれにせよ原告のこの点における主張には理由がない．

争点2　原告にフルデカシンやベサコリン散を投与するにあたって，被告病院の医師に説明義務違反があったかについて判断する

（1）一般に，患者に対して投薬の必要がある場合，その薬剤の選択については，担当の医師が総合的な診療方針の下に，最良と考えられる薬剤を決定すべきであって，その点については医師の裁量が認められるものというべきである．そのうえで，医師は，薬剤の投与に際しては，診療契約に基づき，患者が自己の症状と薬剤の関係を理解し，投薬について自己決定を行うことができるよう，時間的な余裕のない緊急時等特別の場合を除いて，薬剤を投与する目的やその具体的な効果とその副作用がもたらす危険性等についての説明をすべきであるといえる．

（2）
ア　7月23日のフルデカシンの投与について
（ア）フルデカシンはパーキンソニズムの副作用を有する薬剤であ

るところ，いったん投与すると1ヵ月間効果が持続するものであり，途中で量の増減ができないことからすれば，医師は，原告または原告の父に対し，7月23日までに，原告の症状と薬効，用量，副作用等について説明すべきであったとも思われる．

しかし，そもそも，医師の説明義務は，他に有効な選択肢がある場合に，患者がそれらの利害得失についての情報を十分に得て，いずれの選択肢を選択するかを検討するという意味での患者の自己決定権を根拠とするものである．ところが，前記の通り，原告には怠薬傾向があり，経口薬では服薬を拒否する可能性が高かったうえ，薬効が消失すると著しく不穏となることが認められることからすれば，本件においては，デポ剤であるフルデカシンを投与しないという選択肢は認め難い．また，医師は，パーキンソニズムの副作用についてこそ説明しなかったものの，原告に対し，1ヵ月間効果が持続する抗精神病薬であることは説明し，数日にわたって投与の説得を行ったうえで，一応の了承が得られた時点で投与を実施していることも認められる．また，前記の通り，抗精神病薬においては，副作用の出現はやむを得ないものであり，副作用が出現する都度対症療法を行うものと推察され，精神病の治療と副作用の治療のいずれを優先するかは医師の裁量に委ねられているものともいえる．そして，本件では，抗パーキンソン病薬も併用されている．

これらに鑑みれば，本件において，医師が原告に対し，フルデカシンの副作用等について説明しなかったことは，投薬についての原告の自己決定権を侵害するほどの違法性を帯びた行為ということはできない．

（イ）また，仮に説明義務違反があったとしても，当時，原告の父は，1ヵ月間効果を有するフルデカシンについて，これさえ注射すれば他の薬は飲まなくてよいということについて好意的に受け止めてお

り，投与を歓迎していたことが認められるのであり，それまでも原告の統合失調症に対する治癒を強く願っている原告の父が，副作用についての説明を聞けば投薬を拒否したとは考えにくく，少なくともその立証はされていない．さらに，H医師としても，原告にフルデカシンを投与する必要性を強く認識しており，治療方針をあえて変更するとも考えにくい．

よって，結果発生との間に因果関係は認められないというべきである．

イ　8月23日のフルデカシン投与について

（ア）前記認定の通り，フルデカシンは，一定の血中濃度を維持できるようになるまで，数回の投与を経ることが必要であるところ，8月23日は，1回目のフルデカシン投与からちょうど1カ月を経過した時点であり，1回目に投与したフルデカシンの薬効が消失し，再度フルデカシンの投与が必要となっている時期であった．そして，当時，原告は在宅で治療を継続しており，入院中のように服薬について家族や医師らによる監視が可能な状態ではなく，怠薬のおそれは否定できなかった．したがって，この時点においても，原告に対してフルデカシンを投与しないという選択肢は認め難い．

また，原告としても，以前に一度投与されている薬剤であることを承知しながら投与を受けていたものと認められ，これに，前記の通り，精神病の治療と副作用の治療とのいずれを優先するかは医師の裁量に委ねられていること，フルデカシンを投与するにあたって，抗パーキンソニズム剤も併用して投与していること，フルデカシンン75mgは添付文書上の上限値にも反しないし，フルデカシンの量を増量する反面，フルメジンの投与量は減らしていることなどに鑑みれば，やはり，ここでも，医師が原告に対して副作用等について説明しなかった

としても，それが原告の自己決定権を侵害するほどの違法性を帯びた
行為であるということはできない．

（イ）また，仮に説明義務違反が認められるとしても，統合失調症
に対する治療の必要性が高く，そのためＨ医師としてもフルデカシン
を投与するという治療方針を強く認識していたこと，少なくとも乙事
件被告一郎は，原告の精神病の治癒を強く願っていたことなどに鑑み
れば，なお，医師から副作用についての説明を受ければ乙事件被告一
郎において投薬が拒否されたはずであると断定することはできず，少
なくともその立証はされていない．

よって，仮に説明義務違反が認められたとしても，それと結果発生
の間に因果関係は認められないというべきである．

ウ　ベサコリン散について

（ア）ベサコリン散は，添付文書上，パーキンソン病の患者に対し
ては禁忌であり，パーキンソン病を悪化させる副作用があることが明
記されている．

（イ）しかし，前記認定の通り，原告は当時排尿困難であってベサ
コリン散に対する適応があったうえ，ベサコリン散がパーキンソニズ
ムを悪化させることの客観的根拠は乏しく，医師としても，ベサコリ
ン散がパーキンソニズムを悪化させるものではないということにつ
き，科学的根拠をもって原告にベサコリン散を投与していることが認
められる．そして，その科学的根拠については，一応の合理性も有し
ているものといえる．そうであれば，医師に対し，合理的理由に基づ
いてそもそも発生しないと考えている副作用についてまで説明する義
務を課すことはできない．よって，医師に，ベサコリン散投与に際し
ての説明義務を認めることはできない．

また，仮に説明義務違反が認められるとしても，原告は10月下旬

頃には，ベサコリン散の投与が継続されているにもかかわらず，体の動きがよくなり，パーキンソニズムの症状が改善傾向にあったものであり，そうでなくとも，少なくともパーキンソニズムの悪化という結果は生じていない．よって，上記説明を行わなかったことと結果との間に因果関係は認められないものというべきである．

エ　他方で，これら説明義務は，上記の通り，患者が自己の症状と投薬の関係を理解し，投薬を受けるかどうか検討するという患者の自己決定権から導かれるものであるところ，原告は，医師が上記注意義務を怠ったことによって，原告のこの点の自己決定権が侵害された旨主張するが，前記の通り，いずれにおいても，医師には説明義務違反が認められないから，この点における原告らの主張には理由がない．

上記のように，最高裁の枠組み内ではあるが，なかなかよい認定をしている．添付文書の禁忌事項に薬理学的な合理的根拠がないことや禁忌であるが使用している医学文献があることを「特段の合理的事情」として最高裁の枠組みの中で医師の過失がないことを認定している．

このような裁判例は適切なものといえるが，逆に最高裁の枠組みでも適切な結論が導かれるなどといった話になるのは問題だろう．医療界としては最高裁平成8年1月23日判決の枠組み自体が医療を歪めるものとして否定されるべきことを強く主張していくべきであろう．

また添付文書自体を糺していくことも重要である．具体的には日本医師会内に薬剤等添付文書監視センター（仮称：医療機器の使用説明書も含めて良い）を置き，不合理な添付文書については，改訂要求書を厚生労働省とメーカーに送りつけておくなどするべきであろう．もちろん相応の医学的文献的根拠は必要だろうが，医師会の文書があ

れば特段の事情も立証しやすいだろう.

しかしながら，われわれの診療実務としては，禁忌薬剤については特段の合理的事情が立証できるように，患者に説明をすることや，文献的に問題がないことを検討しておくことも必要であろう．院内の事故調査委員会などでも，最高裁の判例があるから過失などと生半可な知識で有責の判断をするのではなく，医学的に理由がないのであれば添付文書自体は有無責根拠にならないことを明記して，医療の中での判断を明確化しておくべきである．繰り返すが最高裁平成8年1月23日判決は医療裁判の中でも必ず変更されなければならない部類に属する悪判決である.

最高裁平成8年判例は，添付文書に於ける重要な基本的事項に関しての裁判例である．われわれ医師は，添付文書をあまり読まないが，適応症は健康保険の対象になるかどうかの点で，個々のケースで問題になるために，意外に関心を持っている.

適応外ということになると，支払基金がカットしてくるからである．読者の皆さんの中には支払基金の委員をされている方もいらっしゃると思うし，医療機関の経営者として健康保険での査定に対して強い不満がある先生方も多いであろう．健康保険での査定は，単に経済的利益が失われるといった問題以上に，医師が懸命に考えた処方や検査などを，レセプトを見るだけで過剰だの不要だのといって査定されることにプライドが大きく傷つくものである．これは医療訴訟における裁判官の判決などにも通ずるものがある.

福岡高裁の平成18年8月9日判決（判例タイムズ1257号159頁）を紹介する.

この事件は，患者に処方した漢方薬が社会保険診療報酬支払基金から減点査定をされたことに対して，同基金に対し，健康保険法に基づ

く（準委任契約）診療報酬 2,352 円（医療訴訟とは異なり，2,352 万円ではないので，まさにプライドをかけた訴訟である）の支払い及び遅延損害金の支払を求めた事件である．支払基金の査定は裁判をしても変更されないのが通例であり（大阪地方裁判所昭和 56 年 3 月 23 日判決，判例タイムズ 436 号 74 頁，大阪高等裁判所昭和 58 年 5 月 27 日判決，判例タイムズ 500 号 155 頁），（京都地方裁判所平成 12 年 1 月 20 日判決，判例時報 1730 号 68 頁），例外は横浜地方裁判所平成 15 年 2 月 26 日判決，判例時報 1828 号 81 頁のエリスロポイエチン訴訟くらいである．

　一審は，原告医療機関の投薬治療は健康保険法所定の要件を充足していないから請求に理由がないとして棄却しているが，原告がこれを不服として控訴したものである．

　本件で問題になったのは「ツムラ香蘇散エキス顆粒（医療用）」を，診療報酬明細書（レセプト）の「傷病名」欄に「抑うつ，不眠症」等と記載した患者について処方したのだが，同薬の添付文書の「効能又は効果」欄に「胃腸虚弱で神経質の人の風邪の初期」としか記載がないため査定されたのであるが，原告は，同製剤には抑うつ，不眠症に対する効き目があり，その処方が医学上有効適切である以上は，診療報酬請求権が発生すると主張したのである．

　医療機関側（控訴人）は，「保険者との間の公法上の準委任契約の本旨に従った療養の給付をしたから，診療報酬請求権が発生している」と主張した．やや難しいが，健康保険法上の契約として，医学上正しい処方をすれば，それに該当する診療報酬が支払われるべきであるというのである．

　医療機関側は，薬価基準の別表に記載された医薬品を，その添付文書の「効能又は効果」欄に記載された効能又は効果に従い，施用・処方しなければ絶対に診療報酬が発生しないとするのはおかしいと主張

し，仮にこのような解釈を採った場合にも，漢方製剤については，一般薬の場合とは異なり，医薬品としての承認を得るための要件としては，臨床試験の成績資料の提出を要せず，その効能等についての出典等を申請書の備考欄に記載すれば足りるとされているところ，本件のようにツムラ香蘇散エキス顆粒（医療用）とコタロー香蘇散エキス細粒とは同様の効能等があるが，漢方処方の効能等の記載は出典によって大きく異なっているから，添付文書の効能等欄の記載のみを基準にして医療の有効適切性を判断するのは誤りであると主張した.

　医療機関側の根拠は，厚生大臣（当時）橋本龍太郎氏の日本医師会長（当時）武見太郎氏宛の昭和54年8月29日付け書簡（厚生大臣書簡）及び，厚生省保険局長の社会保険診療報酬支払基金理事長宛の昭和55年9月3日付け「保険診療における医薬品の取扱いについて」と題する通知（昭和55年通知）が，薬理作用を重視し，診療報酬明細書の医薬品の審査にあたっては，厚生大臣の承認した効能効果等を機械的に適用することがないように指示していることによる.

　これに対して，支払基金側（被控訴人）は，健康保険法上の債務の本旨に従った療養の給付をしていないから，診療報酬請求権は発生していないと主張した.

　すなわち，保険診療における漢方製剤の施用・処方についても薬事法上の承認を受けた効能等に従うべきは当然であり，確かに，漢方製剤の審査が，臨床試験の成績資料に基づき行われるものではないとしても，薬事法14条に規定する審査を経て厚生労働大臣の承認を受けるものであることには何ら変わりがない. 控訴人が主張するように同一名の漢方処方名（香蘇散）であれば，厚生労働大臣が承認した効能等にかかわらず，いずれの漢方製剤の施用・処方も容認されるとすれば，薬事法14条の一品目ごとに承認審査を行う制度の趣旨を没却することになる. 仮にツムラ香蘇散エキス顆粒（医療用）とコタロー香

蘇散エキス細粒の効能等が同一であるとすれば，保険医療機関として
は効能等が承認されているコタロー香蘇散エキス細粒を使用すべきで
あると言うのである．

　なお，厚生大臣書簡は，効能等を設定する際に十分に薬理効果を考
えることにより，承認された効能等の内容に薬効薬理が反映されるも
のであるとの趣旨に止まるものであり，また，これを踏まえた昭和
55年通知も厚生大臣の承認した効能等とは無関係に薬理作用のみに
基づいて，医薬品の投与・処方を認めたものではないと主張した．

　これに対して，福岡高裁は，

　①健康保険法の規定によれば，保険医療機関は，保険医療機関及び
保険医療養担当規則（療担当規則）に適合した療養の給付を行った場
合にはじめて，基金に対する診療報酬請求権を取得するというべきで
あること．

　②保険医は健康保険法上厚生労働大臣の定める医薬品以外の薬物を
患者に施用し又は処方してはならないとされていること（混合診療の
禁止の一つ）．

　③国内で製造販売される医薬品は，その効能又は効果及び副作用等
について，厚生労働省令で定める臨床試験の試験成績等の資料に照ら
して審査を受け，厚生労働大臣の承認を受けなければならず，審査の
うえ，その医薬品が有効性及び安全性を有すると確認された疾患ない
し症状が添付文書の「効能又は効果」欄に記載されることになること．

　④保険医療機関が診療報酬を請求する際には診療報酬請求書に診療
報酬明細書を添えて審査支払機関に提出することが義務づけられると
ともに，これらの様式が定められ，診療報酬明細書には傷病名欄が設
けられていること．の4つの理由から，これらによれば，保険医療機
関が療養担当規則等の法令に適合した療養の給付を行ったというため

には，薬価基準の別表に記載された医薬品を，その添付文書の「効能
又は効果」欄に記載された効能又は効果に従い，施用・処方し，その
ことが診療報酬明細書の記載上認められることを要すると解するのが
相当であると判示した．

　漢方製剤は一般薬とは異なり，医薬品としての承認を得るための要
件としては臨床試験の成績資料の提出を要せず，その効能等について
の出典等を申請書の備考欄に記載すれば足りるとされており，本件で
処方されたツムラ香蘇散エキス顆粒は，コタロー香蘇散エキス細粒と
同様の効能等「神経質で，頭痛がして，気分がすぐれず食欲不振を訴
えるもの」があるが，漢方処方の効能等の記載は出典によって大きく
異なっているから，添付文書の効能等欄の記載のみを基準にして医療
の有効適切性を判断するのは誤りであるとの控訴人（医療機関側）の
主張に対しては，漢方製剤の場合についても一般医薬品と同様，上記
の通りに解すべきであり，このような主張は，厚生大臣の承認した効
能等と無関係に薬理作用等のみに基づいて医薬品の投与等を認めるに
等しく，採用できないと判示した．

　われわれの診療においても，適応外使用をやむなくせざるを得ない
場合もあり，患者との関係では文献などの存在で適応外使用が過誤と
は言えない（禁忌である訳ではないので，添付文書違反は医師の過失
が推定されるという最高裁ペルカミンＳショック事件を前提として
も，添付文書上の注意義務に反しているわけではない）．しかし，支
払基金との関係では「公法上の契約」というわけであるから，診療報
酬は払われないというのである．

　この結論は，健康保険診療が一種の特殊な契約に基づく診療である
以上，医学上は当然のことでも一定限度制約されるというのはある程
度は已むを得ないものである．

しかし，その統計上の根拠が揺るいでいる外来管理加算の要件など，契約と言うには一方的で，結局は患者の不利益になるような規定群や，あまりに曖昧で都道府県（ブロック単位になったが）ごとの運用が曖昧な検査や手術の適応など，契約法理（療担規則は公法上の契約であるとともに労働協約のような，第三者の契約が拘束力を持つという協約的要素がある）だけでは釈然としないものがある．

もちろん過剰な診療によって貴重な医療費を濫費してはならないが，ルールの透明化，明確化，合理化が医師が大勢関与している割には不十分な気がするのは私だけではあるまい．これは，おそらく，現行のルールに変わる対案が十分出ていないことにあろう．日本医師会，学会，保険医協会や病院協会等が独自の療担規則を作って，厚生労働省案より合理的で医療費節約になるルールの作成が可能であることを示すべきであろう．現在は社会保険診療実態別調査のデータのパソコンがあれば作成は不可能ではない時代なのである．

秘密漏泄罪

　平成 18 年の奈良県田原本町の母子 3 人放火殺人事件を題材にした単行本「僕はパパを殺すことに決めた」を巡る供述調書漏えい事件で，秘密漏示罪（刑法 134 条）に問われた精神科医に対して，奈良地裁は，懲役 4 月，執行猶予 3 年（求刑・懲役 6 月）の有罪判決を言い渡し（奈良地方裁判所平成 21 年 4 月 15 日判決，立命館法學 2011（3），1687-1703，2011），大阪高裁平成 21 年 12 月 17 日判決及び最高裁第 2 小法廷平成 24 年 2 月 13 日決定（判例タイムズ 1373 号 86 頁）でもこの判断が維持された．

　公訴事実は，被告人は自宅に放火した当時高校 1 年の長男（19）〔殺人などの非行内容で中等少年院送致〕の精神鑑定を担当したが，平成 18 年 10 月に供述調書や鑑定書を，単行本を書いたジャーナリストに見せたというものである．

（秘密漏示）

刑法第 134 条
1 項　医師，薬剤師，医薬品販売業者，助産師，弁護士，弁護人，公証人又はこれらの職にあった者が，正当な理由がないのに，その業務上取り扱ったことについて知り得た人の秘密を漏らしたときは，6 月以下の懲役又は 10 万円以下の罰金に処する．
2 項　宗教，祈祷若しくは祭祀の職にある者又はこれらの職にあった者が，正当な理由がないのに，その業務上取り扱ったことについて知り得た人の秘密を漏らしたときも，前項と同

様とする.

（親告罪）

刑法第 135 条
この章の罪は，告訴がなければ公訴を提起することができない.

（記事等の掲載の禁止）

少年法第 61 条
家庭裁判所の審判に付された少年又は少年のとき犯した罪により公訴を提起された者については，氏名，年齢，職業，住居，容ぼう等によりその者が当該事件の本人であることを推知することができるような記事又は写真を新聞紙その他の出版物に掲載してはならない.

検察側は「少年法の精神（少年法 61 条）を根底から破壊した」,「立ち会いや見せる物の限定をせず，長男や父親に閲覧の了解を得ずに鑑定人として少年を診察した結果の調書をジャーナリストや出版社の担当者に見せた」と主張したが，弁護側は「被告人は広汎性発達障害であり，殺意がなかった．このことを伝えたいという正当な理由があった．ジャーナリストにコピーすることは許可しておらず，閲覧だけを許した」,「鑑定人としての立場で診察をしたのであって，秘密漏泄罪の対象として鑑定人は含まれていない．精神鑑定は裁判所の判断を補助するもので，治療目的ではない」と主張し，無罪を主張した（この反論に対しては，検察側から医師として鑑定業務をしたから医師の守秘義務違反があるとしている）.

最高裁によると秘密漏示罪の判決は，少なくとも統計が残る 1978 年（昭和 53 年）以降は例がないといい，逐条解説の文献などをみても

裁判例は引用されていない．検索用データベース判例秘書で検索して
も傍論で検討されている1例がヒットするだけであった．

　そもそも刑事訴訟法165条の鑑定人とは「裁判所は，学識経験のあ
る者に鑑定を命ずることができる」とあるだけで，その資格について
は抽象的に規定するだけであるし，裁判所の処分として鑑定命令がな
されるのであり，医師の業務で求められる守秘義務というものは，鑑
定が公判廷に顕在することが前提になっている以上，存在しないとい
うべきであろう．そもそも刑法134条の保護法益（刑事罰を科してま
で，法が何を守ろうとしているかということ）は，当該職業に従事す
る者に対する依頼人の信頼であるから（135条で親告罪としている），
「患者の信頼」を前提とせず，およそ公判廷で顕出されるべき鑑定は
対象になっていないと解釈するのが自然である．

　鑑定人は，刑事訴訟法，民事訴訟法以外にも土地収用法63条4項
などにも規定があるが，いずれも鑑定人に守秘義務を課した条文はな
い．このように条文に規定がない，あるいは鑑定を担当した医師が，
自分は医師として守秘義務を負うのか，鑑定人として公に事件のこと
を語ってよいのかといった判断が明確でないような場合には，正しい
解釈（最高裁の解釈ということ）がどのようなものであったとしても
明確性の原則とか漠然として無効の法理といったルールで憲法違反と
されるべきであるというのが法律家の一般常識である（もっとも，本
件では違法性の認識はあったと思われる）．検察官は少年法の精神を
言うが少年法は，61条で推知報道を禁止するが罰則はないし，秘密
漏泄についての特別規定はない．

　この件については，さすがの身びいき，医者嫌いのマスコミもジャー
ナリストには厳しく，取材源の秘匿という基本的なルールを犯した同
氏にはジャーナリストとしての資格がないなどとの厳しい批判が多く
出ていた．

秘密漏泄罪

　もっとも，毎日新聞平成 21 年 4 月 16 日社説「調書漏えい　取材源の萎縮招くな」における「公権力がむやみに介入しては，内部告発や情報提供者の萎縮（いしゅく）につながりかねず，表現の自由の危機を招くことになる」などといった論評は，毎日新聞記者が行った外務省秘密漏泄事件との関連では，別の見方もできる．古い事件だが映画などにもなっている同事件は，外務省の職員から国家公務員法上刑事罰をもって守秘義務を科されている秘密情報を毎日新聞の記者が「当初から秘密文書を入手するための手段として利用する意図で女性の公務員と肉体関係を持ち，同女が右関係のため被告人の依頼を拒み難い心理状態に陥ったことに乗じて秘密文書を持ち出させた」事件である．最高裁では「取材対象者の人格を著しく蹂躙した本件取材行為は，正当な取材活動の範囲を逸脱するものである」と判示されている（最高裁判所昭和 53 年 5 月 31 日判決，裁判所時報 741 号 2 頁）．記者の取材行為の卑劣さにむしろ非難が強く，毎日新聞に対する不買運動まで起こった事件である．

　ジャーナリストについて，検察官が起訴しなかったのは，マスコミを直接敵に回したくないからとか，いろいろ取り沙汰されているが，出版社の報告書に見る自己批判ぶりは，どうも釈然としない．むしろ，守秘義務を有する者に対して欺罔的に動機づけをして情報を漏泄させる行為自体が，身分なき教唆犯（刑法 61 条 65 条）の成立上，疑義が生じかねなかったからではないかと思われる．

　なぜなら医師の身分がない者が医師を唆して秘密漏泄させたという形になるが，医師が，知らない間に秘密を見られたなどと証言しだしたら，教唆犯の成立は困難になるからである．医師だけを起訴しておけば，ジャーナリストや出版社側から，医師を 100% 騙して情報を漏泄させたといった証言は出ないとふんだのではないだろうか．また，欺罔して漏泄させると間接正犯が問題になるが，間接正犯は身分犯で

ある秘密漏泄罪では難しいであろう.

　本件は刑法 134 条については唯一ともいえる裁判例だが, 日常診療に関連することで, 本当の患者の秘密に関する悩みを医師はしばしば負う. 薬物使用患者の問題である.

　これも最高裁判例がでている (最高裁判所平成 17 年 7 月 19 日判決, 判例タイムズ 1188 号 251 頁).

　これは覚せい剤の自己使用の事案であり, 被告人の尿の採取及び押収等の経過に問題があるとして, 被告人の尿の鑑定書等の証拠能力が争われた事件である.

　国立病院医師が, 腰背部に刺創を負って搬送されてきた被告人を治療する目的でその尿を採取したうえ, 診察した時の被告人の言動等からして薬物使用が疑われたことから薬物検査も併せて行ったところ, 覚せい剤成分が検出されたため, これを警察官に通報し, これを受けた警察官が令状により被告人の尿を差し押さえ, これが覚せい剤の自己使用罪の証拠にされたというものである.

　被告人は, 医師が被告人から尿を採取して薬物検査をした行為は, 医療上必要のないうえ, 被告人の承諾なく強行された医療行為である (治療行為の違法性), 担当医師が被告人の尿中から覚せい剤反応が出たことを警察官に通報した行為は, 医師の守秘義務に違反していること (刑法 134 条, 医師の守秘義務違反) を根拠に, 警察官が同医師の上記違法な行為を利用して被告人の尿を押収したものであるから, 令状主義の精神に反する重大な違法があり, 被告人の尿に関する鑑定書等の証拠能力はないと主張した.

　1, 2 審判決は, 被告人からの尿の採取及び薬物検査を行う必要性があるから違法ではないし, 医師は国立病院 (当時, 本当の「国立」) の医師であったことから, 刑訴法 239 条 2 項に定める公務員の告発義

務があること等を指摘して，担当医師の通報行為が法令上の正当事由があり守秘義務に違反する違法なものではないから，被告人の尿の入手過程に違法はないとして，被告人の尿の鑑定書等の証拠能力を肯定した．これに被告人が上告したのであるが，最高裁決定は，まず，担当医師のした被告人の尿の採取及び薬物検査について，「同医師は，救急患者に対する治療の目的で，被告人から尿を採取し，採取した尿について薬物検査を行ったものであって，医療上の必要があったと認められるから，たとえ同医師がこれにつき被告人から承諾を得ていたと認められないとしても，同医師のした上記行為は，医療行為として違法であるとはいえない」とし，また，担当医師の守秘義務違反の成否について，「医師が，必要な治療又は検査の過程で採取した患者の尿から違法な薬物の成分を検出した場合に，これを捜査機関に通報することは，正当行為として許容されるものであって，医師の守秘義務に違反しないというべきである」と判示してこれを否定し，結局，尿の入手過程に違法はなく，尿の鑑定書等の証拠能力を否定する所論は，前提を欠くとして，その証拠能力を認めた原判断を是認した．

医師が患者の犯罪情報を警察官に通報することと医師の守秘義務違反の成否についての論点は，われわれの日常診療でも重要なものとなると思われるが，1，2審判決は，本件の医師が国立病院の医師であることから，刑訴法 239 条 2 項による告発義務があることを重く見て，守秘義務違反はないとした．国公立病院と民間病院の医師で守秘義務の有無につき解釈が分かれることはいささか疑問である．一般に秘密漏示につき正当な理由があれば守秘義務に違反しないとして違法性が阻却されると解されているところ，東京高判平成 9 年 10 月 15 日判決（東高刑時報 48 巻 1・12 号 67 頁）は，医師が刑訴法 105 条の押収拒絶権を行使せずに当該被疑者から採取した尿を任意提出したこと

を受けて警察官がこれを領置して証拠とされた点が争われたが，同判決は，「本件では，警察官は被告人に対する捜査よりその救助を優先させ，医師はもっぱら治療目的のために尿を採取したのであり，かつ，被告人に対する薬物使用の嫌疑が客観的にも認められる状況にあったから，医師は，意識障害の原因を突き止めるという治療目的からも，公益上の理由からも，守秘義務を免れている場合にあたる」としている．患者の薬物中毒を解明するための検査や，治療のための薬物からの隔離目的での警察官通報は，医師として当然に許され，「正当事由」があると言って良いのではないだろうか．ただ，薬物中毒の治療のための強制隔離を行うことが現況では警察にお願いするしかないことは問題である．

　この点について，松宮教授は，浅田和茂教授の意見「もし医師が患者の秘密を警察等に通報することが常態となれば，秘密を有する者は治療を受けることを断念せざるをえないことになる」（医事法判例百選〈2006年〉99頁）を引用して，「このような場合に医師の守秘義務が信頼できないことになれば，犯罪に関わった傷病者は，自己負罪を避けるために，生命ないし健康の危険を冒し，場合によっては命を落とすことにもなるのである．このような事態になれば，犯罪者の処罰という刑事司法の利益も害されることとなろう」として，犯罪通報は守秘義務違反にならないと述べている（立命館法学 2011（3）1687-1703頁）．確かに，医師は裁判所や捜査機関からの押収を拒絶する権利（刑事訴訟法105条他）を有しているし，裁判での証言まで拒絶できる（刑事訴訟法149条）ことからは，秘密保持の期待が大きいと言えようが，薬物犯などは，捜査機関に通報することで薬物と隔離できて治療にも資するのであるから，正当事由になお該当すると考えるべきであると筆者は考える．また，殺人犯が被害者の反撃を受けて怪我をして受診し入院加療した場合に，これを通報しないことは，犯人

秘密漏泄罪

　蔵匿罪（刑法 103 条）に問議されかねず（違法性は守秘義務で阻却されると解されようが）医師としては困った立場に立たされることになる．通報してもしなくても，ややこしいことになる場合（義務の衝突という）には，どちらの犯罪（秘密漏泄，犯人蔵匿）についても違法性がないとされ，不可罰と言うべきであろう．

参考　医療契約書

医療契約書

　甲（患者名）と乙（医療機関開設者名）とは，乙の甲に対する医療行為等に関し，次の通り契約する．

第1条　目的
　甲と乙とは，乙及び乙において診療に従事する医師・歯科医師・助産師・看護師・薬剤師等一切の国家資格を有する医療従事者及びその医療行為を補助する者（以下「医療従事者等」と言う）が，甲に対して医療行為を行うにあたって，相互信頼に基づいて適切な医療を提供することを目的とする．

第2条　定義
　本契約書において医療行為とは，医療従事者等が患者に対して行う，生命身体への影響を目的とする一切の行為を言い以下の行為は含まれない．
1　美容を唯一の目的とする行為
2　生命身体の改善を目的としない身体の毀損行為
3　明らかな身体の苦痛軽減を目的としない生命短縮を目的とする行為

第3条　乙の診療義務
1　乙は，甲に対して診療当時の，乙の医療機関としての規模，立

地，状況に照らして適切な医療水準を満たす医療を提供する．

2　第1項には，乙が甲に対して適切な医療水準を満たす医療を提供できない場合に，適切な医療水準を満たす医療機関への転医・紹介義務を含む．

但し，この転医・紹介義務の履行によって転医・あるいは転医・紹介を甲が了解した場合には，転医・紹介先の医療機関における医療行為について乙は責任を負わない．

3　乙は医療行為によって知った甲のプライバシーについて以下の場合を除いては第三者にみだりに開示してはならない．

（1）裁判所の命令または嘱託によるとき

（2）医学研究に必要なとき

（3）甲の診療上必要なとき

第4条　甲の一般義務

1　甲は，乙の医療行為が円滑に行われるように努めなければならない．

2　甲は，乙の医療行為に対して，法令の定め若しくは約定によって健康保険法または国民健康保険法上の一部負担金若しくは報酬等を支払わなければならない．

3　第2項の支払いは，当該医療行為が行われ，乙の催促を受けた場合直ちになされなければならない．但し，甲が乙に入院している場合には，退院時若しくは医療行為の行われた月の翌月15日までに支払うものとする．

第5条　契約の終了事由

1　本契約は以下の各号の事由により終了する．

（1）甲の死亡

（2）乙の死亡若しくは乙が法人の場合にはその解散

（3）甲が乙の明示の承諾なく乙を3ヶ月受診しないとき

2　甲はいつでも，申出により本契約を終了させることができる．但し，乙が甲に対する医療行為の為に準備行為をしている場合には，甲は乙に対して甲が乙の医療行為を受けると乙が信頼したため被った損害の賠償をしなければならない．

3　前項の損害賠償の規定は，甲が未成年者若しくは成年被後見人である場合には甲の法定代理人に適用される．

4　第2項に関わらず，乙が医療行為の中止によって甲に重大な被害が生じると医療水準に従って判断したときは，乙の意思に関わらず医療行為を継続することができる．

5　前項までの規定によって医療行為が終了した場合には，乙は医療行為の終了によって負った甲の損害の責を負わない．

第6条　説明及び報告

1　乙は，甲に対し，手術，その他の侵襲的な医療行為の実施に先立ち，甲が乙に説明を求めた場合には，以下の事項についてできるだけ説明しなければならない．但し，救急医療その他説明を行うことが時間的または物理的に容易ではない場合を除く．

（1）甲の健康状態及び診断名

（2）医療行為の大まかな内容，実施方法，目的，必要性及び効果

（3）医療行為の実施に伴う通常の患者では予期しない危険性，頻度の高い副作用，頻度が高く生命の危険がある合併症

2　上記の説明を受けた場合には，医療行為に伴い危険が実現し，副作用が生じ又は合併症が生じても乙は甲に対して損害賠償の責任を負わない．

163

参考　医療契約書

第7条　事前指示

1　甲は，疾病等を原因として，医療行為に関する説明，報告を理
　　解し，あるいは同意・選択・拒否する能力が欠如することとなっ
　　た場合に，甲に代わって乙から説明及び報告を受ける第三者を
　　あらかじめ指定することができる．この場合には，乙は，甲に
　　よって指定された第三者に，説明及び報告をする．但し，指定
　　の時点において，甲が未成年者である場合又は甲が意思能力を
　　有しない場合は，甲は第三者を指定することができない．

2　甲が未成年の場合，並びに，甲が，疾病等を原因として，乙の
　　説明及び報告を理解し，あるいは同意・選択・拒否する能力が
　　欠如した場合において，甲による前項の第三者の指定がない場
　　合には，乙は，甲の親権者又は甲の配偶者，直系血族，同居の
　　親族など，甲の健康状態に密接な関係を持つ者に対して，説明
　　及び報告を行う．

3　本条第1項ないし第2項の規定によって乙からの説明及び報告
　　を受けるべき者は，甲の利益のため，甲に代わって医療行為に
　　同意し，選択し，あるいは拒否することができる．

第8条　顛末報告義務

乙は，甲に対し，乙が実施した医療行為の経過及び結果につき，甲
の明示の請求があった場合には説明及び報告しなければならない．

第9条　患者死亡時の顛末報告義務

1　甲が死亡した場合には，乙は，甲があらかじめ指定した第三
　　者，甲が指定した第三者がいない場合には，甲の遺族（配偶者，
　　直系血族，同居の親族に限る）に対して，前条の説明及び報告
　　をしなければならない．但し，甲が生前に反対の意思表示をし

164

ていた場合を除く．

2　前項で甲があらかじめ指定した第三者あるいは遺族は，乙の死
体解剖の申入れに対して同意することができる．

第10条　療養指導義務

甲は，乙から甲が遵守すべき事項の告知等，療養の指導を受けた場
合，これに忠実に従わなければならない．

第11条　診療録等の閲覧・交付

1　甲は，乙に対し，乙が保存している甲の診療に関する診療録，
検査結果，諸検査写真，看護記録，手術記録（以下「診療記録
等」という）を医師の説明のもとに閲覧することができる．但
し，この場合，乙の定める費用を支払わなければならない．

2　甲は，乙に対し，別に定める費用を支払って，診療記録等の写
しの交付を求めることができる．

3　乙が必要と認める場合は，乙は甲に対して，2項に定める文書
に代えて，甲の治療経過にかかる要約説明文書（サマリー）を
作成交付することができる．この場合も甲は乙に対して乙の定
める費用を支払わなければならない．

4　本条1項及び2項の請求は甲以外の者は請求できない．

5　前項までの規定にかかわらず，乙が診療上不適切と認める場合
には，甲の診療記録の閲覧及び交付を拒むことができる．

6　前項の規定により乙が閲覧又は交付を拒む場合には，甲の請求
があったときから1ヶ月以内に拒否する旨を甲に通知しなくて
はならない．

参考　医療契約書

第12条　損害賠償

1　乙が医療行為によって，甲の身体生命に重大な損害を与えた場合，乙に故意又は重大な過失がない場合には，乙は甲に損害賠償の義務を負わない．

2　前項の請求は医療行為の時から3年以内かつ損害を知ったときから1年以内にしなければならない．

3　乙が医療行為の際，損害賠償義務を負う場合，損害賠償額は，別途○○の定める基準による．但し，その総額は5,000万円を超えることはできない．

4　1項の損害賠償請求を甲がしようとするときは，甲乙は○○医事紛争委員会に紛争を付託し，その結果に従わなければならない．

第13条　専属管轄

本契約に基づく医療行為についての紛争について調停・裁判が行われる場合の管轄は甲が医療を受けた乙の開設する医療機関の所在地を管轄する裁判所の排他的専属管轄とする．

ある言葉狩り事件

2016年に，突如，私がした「発言」というのが，全国紙に取り上げられるということになり，さらにそれが「波紋を呼んで」大きな不利益を被った．この顛末について，全国紙の記事を読んだり，関連のWebでの書き込みなどを見られて，誤解されている方も読者の中にはいらっしゃると思い，少し解説を書いてみたい．

ことの発端は，私のとある学会での発言に遡る．

同年春に，同学会の顧問弁護士らから医師法21条に関するパネルに参加するよう要請され，その際に，理事長の発案で，学会に加入して会費を払ってもらうのは申し訳ないので，学会からテーマを指定して講演を依頼するとのことで，パネルディスカッションに参加する他，講演を引き受けることになった．対象は病院のリスクマネージャーや医療安全部の医師等と聞いていた．なお，私は，その学会の「代議員」になっていたらしい．その学会の定款等では代議員の文字はなく，どういう位置づけかも不明である．

医療訴訟とリスクマネジメントの講演を行った．読者の方で聴かれた方もいらっしゃるかもしれないが，概要を纏めると以下の通りである．

（1）WHOが2005年に世界各国の医療事故調査制度を調べて報告書を出しているが，遺族や社会への説明責任のための事故調査制度と，再発予防のための医療者のための学習目的のための事故調査制度があるが，この両者の目的の両立は困難であり，学習のための事故調査のためには秘匿性・非懲罰性が重要であるとされている．

平成 27 年から施行されている医療事故調査制度は，この趣旨を汲んで設計されているが，私も，厚労省医療事故調査制度の施行に係わる検討部会の構成員としてかかる制度設計に寄与した．

　講演の中では，遺族は，①そもそも患者本人ではなく，基本的には事故の現場にもいないこと，②一般的には医療のことはわからないのが前提であること，③多くは医療従事者や医療機関に対する不信と敵対で始まっていることから，科学的な事実調査や，評価といった点において，そのバイアスと知識不足から誤った方向に向く可能性が高く，事故調査からはもっとも遠くあるべき存在であることを主張した．これは極めて常識的な意見であって，刑事捜査の際に，遺族が捜査会議において，中心になって進めるようなことを警察はさせないし，もし捜査官が被害者の遺族であれば，捜査に関与させないルールになっている．

　（2）また，Harvard Medical Practice Study（HMPS）は，NY 州での医療事故の第三者的調査結果報告であるが，同研究の調査期間において，医療過誤を理由として損害賠償請求があった 51 例について，第三者専門家の peer review で全例過誤なし（New England Journal of Medicine 325, p 245, 1991）であったことを摘示した．

　（3）その他弁護士としての自験例からも，患者の死亡原因が訴訟過程で明らかになっても，絶対に医療過誤によるものだと主張して納得されない方が多いことや，医療安全のために訴訟提起したのであれば，ほとんど全例で行われる裁判所の和解勧試時に，再発防止案についての主張があるはずであるが，金銭の増額以外のものがほとんどないことを申し上げ，医療訴訟の原告となっている遺族は，医療安全や再発予防よりも，金銭や医療従事者の処罰を主眼としており，このような方への説明を中心とした医療事故調査では医療安全は図れないのではないかという意見を述べた．

（4）そして，一部の遺族は，適切な医療機関側からの説明に納得せず，無理難題や，はては医療従事者への暴行脅迫・名誉毀損行為に走る者も中にはおり，医療安全を逆に阻害する場合もある（この時にスライドでは「遺族，時には『遺賊』」として表現した）．そして，遺族を遺賊にしないためにその後に行われる予定であった医療メディエーションに関する講演を参考にされてはどうかと述べた．

なお，講演中述べていないが，私が巷間用いられている「モンスター」との用語を用いず，遺賊と言うのは，以下の視点がある．

モンスターは，人間とは相容れない「怪物」である．一方，患者や遺族が，時には理不尽を通り越して，暴行脅迫といった，まさに「賊」と評価すべき犯罪的な行為をすることがある．私も弁護士として多数の医療機関からこのような事案を数多く相談されている．医療機関側は，まさにこのような人達をモンスターとして恐れ，弁護士に「退治」「放逐」を依頼してくる．しかし，そのような患者や遺族でも，人間であり，もとは医療従事者と信頼関係で結ばれていたこともあり，どこかしら理解できるような手がかりもないわけでない．とりわけ，講演で言及したメディエーション等によって相互理解や納得が得られる場合もないわけではない．

であるから，患者や遺族をモンスター（怪物）として滅失させることや，封印することもないはずである．また，患者・遺族対応に消耗して，心が折れてしまい医療現場を去ってしまう医療従事者もいる中で，相手がモンスターではないのであれば，安易に逃避せず，弁護士や警察に相談して人間に通用する法の力により対応すればよいのである．

私の講演は，同学会でも，聴衆は好意的に聞いておられ，むしろ「沸

く」ような雰囲気で，批判的な質問や発言は一切なかった．

その後，同年8月下旬に至るまで，6ヶ月間，学会及び如何なる者からも，春の講演に於ける発言を問題視されるようなことは，誰からも金輪際一切なかった．

私の耳に入らない批判があったのかと思い，後述する某新聞の記事が出る以前に，私の発言について，誰かが何か言っているのかと思い，Web上で検索したが，某新聞の記事が出るまで，一切私の発言を巡る記載は存在しない．

もし，私の発言が本当に問題発言であれば，講演後ほどなく，この学会の理事長にクレーム等が入るはずであるが，理事長・学会は，同学会主催の教育講演の講師として私を指名した．私は，これを受けて，同日，講義を行ったが，これを聴講された理事長と講演前に30分ほど懇談した際に，一切春の講演内容を問題とする話題はなかった．もちろん，学会からの事情聴取なども一切ない．

ところが，同日，私への告知聴聞等一切なく，学会Webページ上に，理事会決議として，

「最近，本学会の役員が『医療事故に遭われた遺族（賊）が求めているものは金と，医師・看護師への処罰であって，原因究明や再発防止は関係ない』との趣旨の問題発言を学術集会などの公衆の場で行っている，との指摘が学会の内外から届けられました．本学会の理事会として，この発言はごく一部の活動事例を極端に全体へ歪曲したものであり，社会へ貢献する民主的な良識の学術団体としては不適切であり，容認しない，との結論に至りました」との公告がなされた．

この公告は，同日に学会の会員に，同公告へのリンクを記載したメールとして回付された．また，そのメールには同学会は理事会による集団指導体制をとっているので，理事会決議に反すると会員倫理不適格

行為になると記載されていた.

　同学会の公告では，その講演内容は，ネット上で捉えられているものでは，①医療事故の遺族はすべて「遺賊」である，②医療事故の遺族はすべて金銭目的あるいは医療従事者の処罰であり，原因究明・医療安全が主目的ではない，という内容と捉えられているようであったが，私の講演では，①については，医療事故の被害者の中には，「時として」という表現も，スライドも使用して，ごく一部の方が，医療安全をむしろ損なうような態様を取られること適示している．そして，そのような態様にならないよう，春の学会講演予定を聞いていたメディエーションに関する講演などを参考にされるよう言及した.

　また，②についても，私の講演は医療訴訟とリスクマネジメントについてであり，医療訴訟の原告となっている遺族を指してのものである．これらの医療訴訟の原告である遺族が，医療安全や原因究明を主目的とするものではないことを申し上げた次第である．決して，すべての遺族のことではない．遺族の中には，病理解剖に合意下さり，死因などの解明に協力してくださる方もいらっしゃる半面，解剖は拒否しながら，「医療ミスで死んだ」という勝手な思い込みの結論である「真実」を明らかにしたいと訴訟提起する方が多い．また，私の講演では，多数ある自験例では，原因が訴訟過程で明らかになっても，納得されない方が多いことや，医療安全のために訴訟提起したのであれば，和解時に再発防止案についての主張があるはずだが，金銭の増額以外の主張がほとんどないことも申し上げている.

　これらの点で，学会の公告は，「遺賊」という言葉をあげて，私の講演であるかのような印象操作を行い，その内容は，私の講演の趣旨を枉げた印象を与えるようになっている.

　同公告があった同日午後，たちまち某新聞本社の記者を名乗る女性

から私の事務所に電話があった．この女性記者の言うことには「学会公告の発言者は田邉だという人が複数いる．発言の趣旨と謝罪の意思があるのかどうかを聞きたい」というものであった．私は，持論としては遺族は医療安全とは無関係だし，医療安全の分野での遺族の過剰評価は問題であると指摘し，遺賊という言葉も，そのような人達がいることは現実であり謝罪するような発言はしていないつもりであるし，だいたい役員でもないので，学会の公告は不明であると回答した．

しかし翌日には同新聞のWebサイト上に，その記事が掲載され，同日の夕刊紙面に同記事が掲載された．私の発言が「波紋」を呼んでいるというのである．案の定というか，私の意見などは全く記載されず，単に「遺賊」という言葉狩りの記事であった．さらに，「波紋を呼んでいる」などとは事実に反する．この記事までに，一切私の講演が問題になったことはないことは述べた通りである．

また，某新聞のサイト上，紙面上の記事から，Web上では，同学会の公告における，「容認しない」とされる講演内容は，①医療事故の遺族はすべて遺賊である．②医療事故の遺族はすべて金銭目的あるいは医療従事者の処罰であり，原因究明・医療安全が主目的ではない．という内容として短絡的に捉えられることになった．新聞記事は，取材の際に，記者に対して，私は役員でもないし，講演の内容も，正確でないので，特定しての記事は出さぬよう伝えておいたので一応発言者を匿名化していたが，某弁護士が，早速，Web上において，遺族のことを「遺賊」と表現したのは大阪の田邉昇医師・弁護士であるとして，私の実名を特定し，一般公衆において容易に新聞記事の発言者が告訴人であることを認識できる状態にした．なんと同弁護士が代表を務める法律事務所の部下である弁護士が，私が被告代理人を務める事件の訴訟代理人をしていた．これ幸いと訴訟外で，圧力をかけてこようというのか，最初からの計画なのかわからないが，実に早いタイ

ミングであった．その他，懲戒請求を唆そうというのか，私の弁護士登録の番号を記載した書き込みなども 2ch などでは見られた．

言葉狩りは，Web の通例で，所謂 B 層や，以前から私のポジションと対立する人達（もっぱら医療側と対立する弁護士やジャーナリスト）がここぞとばかりに批判していたが，1 週間程度で終息した．

しかし，看過できない書き込みもあった．その翌日，告訴事実のように「遺族を遺賊と言った代議員を殺害します．次の学会で公開殺害です …」との書き込みが Web 上においてなされた．最近は，いろいろな事件もあるので，大阪府警察に相談して，サイバー捜査班での捜査をお願いしたが，書き込み者は，米国アリゾナ州と中国のプロキシサーバーを経由しているとのことで，身元が明らかになることを恐れての狡猾な書き込みであろうとのことであった．

さらに学会の構成員で某新聞のライバル新聞の論説委員であった某氏が，自身の主宰するメーリングリストにおいて，私の実名を公開した．

そして，某新聞の記事をみて，今度は，そのライバル新聞の記者が取材依頼の電話をしてきて，FAX を送ってきた．内容は，①本当に私の発言か，②発言の趣旨は何か，③学会の声明文をどう受け止めているか，発言を撤回するのか，というものであった．

私は，少し時間をいただき，①私は役員ではないので，学会の公告は私のことではないのではなのか，②内容は，私の発言だとすれば，かなり枉げており，私の発言ではないのではないか，③学会からは，一度も事情聴取も受けておらず，理事長からも講演以降懇談しているのに，話題一つ出ていないので，私の発言のことではないのではないか，と返事をし，御紙の大先輩が，メーリングリストで私の実名を出して攻撃しているが，その指金かと問うたが，その後何の音沙汰もなかった．

ある言葉狩り事件

　どうやら，憶測であるが，一部学会関係者が，私への個人攻撃を企み，学会発言を利用して，理事長に強硬に働きかけ，顧問弁護士にも相談なく，匿名ということにして学会公告を出し，懇意にしている記者に報道させるという段取りであったように思う．

　さて，遺賊事件の真相はわからないが，遺族側，患者側と称する方々の一端がわかるのではないか．私は，このような勢力と毎日戦っている．そして，間違いなく，「遺賊」は実在することは重ねて述べておくことにしよう．幸い殺人予告は実現しておらず，私の責務たる遺賊退治はまだまだ続く．

医療裁判 THE リアル

2017 年 5 月 15 日　初版第 1 刷発行

著　者	————	田邉　昇
発行者	————	吉田　收一
印刷所	————	株式会社シナノパブリッシングプレス
発行所	————	株式会社洋學社

〒658-0032
神戸市東灘区向洋町中 6 丁目 9 番地
神戸ファッションマート 5 階 NE-10
TEL 078-857-2326
FAX 078-857-2327
URL http://www.yougakusha.co.jp

Printed in japan　　©TANABE noboru, 2017

ISBN978-4-908296-06-2

・本書の複製権・翻訳権・上映権・譲渡権・公衆送信権（送信可能化権を含む）は株式会社洋學社が保有します.

・ **JCOPY** ＜(社)出版者著作権管理機構 委託出版物＞
本書の無断複製は著作権法上での例外を除き禁じられています.複製される場合には,その都度事前に(社)出版者著作出版権管理機構(電話 03-3513-6969, FAX 03-3513-6979, e-mail：info@jcopy.or.jp)の許諾を得て下さい.